*Manicura*
*Técnicas sobre uña natural*

# Marietta Cosano

# Manicura

## TÉCNICAS SOBRE UÑA NATURAL

Editorial Arcopress • Colección Belleza y moda
Edición: Pilar Pimentel
Diseño y maquetación: Fernando de Miguel

Síguenos en @AlmuzaraLibros

Imprime: Gráficas La Paz
ISBN: 978-84-11313-53-7
Depósito Legal: CO-1486-2022
Hecho e impreso en España - *Made and printed in Spain*

Editorial Almuzara
Parque Logístico de Córdoba. Ctra. Palma del Río, km 4
C/8, Nave L2, nº 3. 14005 - Córdoba

*Dedicado a mis hijos.*
*Ellos me enseñaron, sin darse cuenta siquiera,*
*a comprender la vida mirando hacia atrás*
*y a saber vivirla mirando hacia delante.*
*Os quiero*

*Sin pedirte nada, me lo diste todo.*
*Gracias, amigo*

# Índice

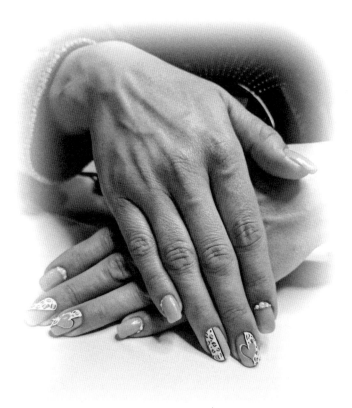

# Introducción

*Noviembre, 1996*

*Ha llegado el gran día. Organizo todos los preparativos para nuestra boda… iglesia, restaurante, lista de invitados, lista de bodas, viaje de novios, vestido, peluquería, maquilladora y, cómo no, manicurista. Es importante arreglar y embellecer esa parte de nuestro cuerpo que también tiene mucho protagonismo en ese día tan especial. Será el foco de atención de todas esas fotos destinadas al momento en el que mi pareja pondrá un anillo en mi dedo como representación del enlace y a las que vendrán después para inmortalizar la firma del documento testimonial del matrimonio.*

*Me hablan de que aquí, en mi bella tierra de Córdoba, hay unas hermanas que se dedican al mundo de las uñas que son unas verdaderas artistas. Las llamo sin vacilar y les pido cita. Y justo ese día, de ese año 1996, empieza todo.*

*Sentada en su mesa de manicura, mis ojos no pueden mirar hacia otro lado que no sean sus manos. Me quedo totalmente perpleja mientras observo tan bello trabajo, tan minucioso, delicado y elaborado. Y, ahí mismo, empiezo a enamorarme del mundo de las uñas.*

Mi padre, en una de esas inusuales charlas que me dedicaba (por desgracia para mí, por su falta de tiempo), me dijo: «Da igual a lo que te dediques, lo importante es que te guste y que, hagas lo que hagas, seas la mejor». Desde entonces, y hasta el día de hoy, procuro seguir su consejo y, por encima de todo, procuro hacer todo lo que esté en mi mano para que esté orgulloso de su hija. Siempre en mi pensamiento y en mi corazón, papi.

He de decir que me siento totalmente una privilegiada al poder dedicarme a algo que me apasiona. Dicen algunos que cuando esto ocurre no lo puedes llamar trabajo. Para mí, sí que lo es. De hecho, aunque no sea una carrera, se estudia muchísimo, pues cada día aparecen nuevas técnicas, nuevos productos, nuevas decoraciones, nuevas estructuras, etc., y siempre tienes que estar a la última e informándote sobre toda innovación para no quedarte atrás. Doy fe de que la formación es intensa…, yo llevo ya casi veinticinco años haciéndolo y continuaré en mi empeño por siempre. Soy conocedora de que algunas de mis compañeras están luchando y trabajando muy duro para que nuestro oficio sea reconocido y se nos tenga en cuenta. Ahí vamos poquito a poco. Sabed que tenéis todo mi apoyo y gratitud.

Cierto es que esta actividad que tenemos los manicuristas no está reconocida por el Ministerio de Educación como asignatura, pero somos ya muchos los profesionales conscientes de que, si no empezamos nosotros mismos a valorarnos, nadie va a venir a hacerlo en un futuro.

A lo largo de todos estos años he contado con la sabiduría y la profesionalidad de los mejores educadores, tanto nacionales como internacionales, para el avance de mis conocimientos. Siempre he querido aprender todo lo que con mis manos y con la ayuda de buenos productos podía llegar a realizar. Es por eso que jamás escatimé en formación impartida por los mejores artistas del país. Sabía a ciencia cierta que debía sembrar para luego recoger. Y eso fue lo que ocurrió.

Este proyecto que hoy tengo en mis manos no podría haber visto la luz si yo no hubiese contado con tantos y grandísimos profesionales. Por ello, no puedo dejar de dedicarles unas líneas a todos ellos, ya que han sido muy importantes en mi carrera.

Mil gracias, cómo no, a mi queridísima amiga y compañera Begoña Escalona, que, además de ser una personita ejemplar, fue la que me guio por el camino adecuado. Me regaló su tiempo y yo, a cambio, le regalé mi corazón. Mil gracias os doy a todos aquellos que habéis puesto vuestro granito de arena en mi pequeña montaña. Gracias a Chelo, Nury, Hanna, Emma, Willy, Maximiliano, Yasing, Noelia,

Nelly, Aurora, Julio, Lorena, Marta, Bárbara, Salvatore, Rocío, Diana, Fanitas, Antón, Antonia, Toñi, Patricia, Ketty, Cristóbal, Ioana, Cila, Anna, Laura, José, Mari, Doug…, y un sinfín más de personas que no nombro, no porque no sean importantes para mí, sino porque en caso contrario, no acabaría nunca.

No puedo olvidarme de darle las gracias a Virginia por adentrarme en el mundo de las competiciones y por hacerme amarlas y, por supuesto, cómo no, me gustaría darle las gracias a Lyssa por contar conmigo y hacerme miembro de su Asociación INJA (Asociación Internacional de Jueces de Competiciones de Uñas), a la que me siento orgullosa de pertenecer ya que, en su seno, junto a ella y un gran número de profesionales, formamos una muy buena familia. Un gran achuchón de gratitud para mi María Moreno, una de las personas más bellas, trabajadoras, luchadoras y nobles que he tenido el placer de conocer en este mundo del arte de uñas.

Una mención especial para Santiago Bravo y familia, sin ellos seguramente mi vida hubiera tomado otro camino. A Raquel, mi gran amiga, por aguantarme y respetarme, gracias por seguir en mi vida, y a ti, mi preciosa amiga y compañera Cristina…, allá donde estés, seguro que estás iluminando a los ángeles con tu sonrisa y poniendo uñas como tanto te gustaba hacer aquí. Nunca olvidaré esas primeras uñas que me hiciste. Siempre estarás en mi corazón.

Y cómo no… ¡Mami, mil gracias por traerme al mundo! Gracias a ti que me diste la vida y gracias a los que yo les daría la mía, a mis hijos, Rafa y Paula, por aguantar tantas ausencias, al dedicarle tanto tiempo a mi trabajo. A mi compañero de camino, por comprenderme y aceptarme como soy. Sois mi vida.

Por último, aunque siempre es la primera… no quiero irme sin darle desde aquí un sinfín de gracias a ella. Ella, que siempre está a mi lado, para lo bueno y para lo malo. Ella, que se convirtió en mi mejor amiga, mi mejor compañera y mi mejor socia. Ella, que solo con mirarme sabe con qué pie me levanto cada día. Ella, que lo daría todo por mí y yo por ella. Ella, que ha sido esencial para mis triunfos, pues siempre me anima cuando me caigo. ¡Tanto te aprecio! ¡Tanto te debo! ¡Tanto te quiero, hermana!

Es verdad que, gracias a todos ellos, hoy yo puedo escribir estas líneas. La intención desde el principio es plasmar toda esa sabiduría en este pequeño pero muy laborioso libro. Os intentaré trasmitir mi pasión por este arte y os enseñaré, desde mi más respetuoso saber, todo lo aprendido, tanto de los fantásticos profesionales que tenemos, como de mi experiencia de tantos años en el mundo de las uñas.

Sé que es costoso y difícil acceder a formaciones de calidad, impartidas por reconocidos artistas y profesionales de las uñas, pero creedme, es la mejor inversión que podéis hacer con vuestro dinero. Lo más valioso que podéis conseguir en la vida es el reconocimiento como profesional. No todos ni todas tienen ese reconocimiento. Solo aquellas personas que no se quedan con lo primero que escuchan. Tenéis que conseguir que vuestras clientas os busquen por ser los mejores y eso cuesta, pero doy fe de que se consigue.

Esta mañana até a mi perro y me fui a andar un poco, pues hacía un día espectacular. Iba supercontenta (me levanté con el pie idóneo) escuchando musiquita de los 80, que me encanta y, de repente, me ha llamado la atención un papel tamaño folio, como una fotocopia, pegada con celo a un muro, muy arrugado que decía: *Manicurista profesional*. Indicaba que tenía un centro en una calle de nuestra hermosa ciudad. Continúe leyendo el papel hasta que paré en seco. ¡Vi lo que me chafó el día! Y es que añadía: esmaltado semipermanente a 5€...

La opinión que me merece esta chica me la reservo, pero sí os he de decir que dudo mucho que una buena profesional realice por 5€ un esmaltado. Una persona que sepa valorar, estudiará lo que se ha gastado en tener una buena formación. Estudiará qué productos son los mejores que puede utilizar para cada servicio. Estudiará todo lo que le supone tener un centro abierto al público. Estudiará qué gastos tiene por ejercer la profesión y, finalmente, valorará su servicio. A mí, sinceramente, no me salen las cuentas que ha hecho esta muchacha. No creo que a una persona que sepa lo que cuesta hoy en día todo, tras leer el anuncio, le entren ganas de ir a hacerse este servicio. Si no te valoras tú, no te va a valorar nadie. Si cada una de nosotras nos valorásemos más, seguro que el gremio de las uñas estaría bastante más reconocido.

En este gremio, al igual que en la mayoría, hay muchísima competencia. Pero si añadimos que dicha competencia se infravalora a sí misma, entonces ya sí que tenemos un problema.

Estos últimos años que han sido tan extraños y que hemos tenido tiempo para pensar, he llegado a la conclusión de que sería muy triste que todo lo que he estudiado desde que empecé a trabajar con las uñas quedara ahí, en el limbo, como si no hubiera sido útil el progreso.

Es por eso que me decidí a escribir este libro. Llevaba bastante tiempo con la idea rondándome en la cabeza y siento que ha llegado el momento de llevarla a cabo. En él recopilaré todo lo esencial para poder trabajar unas uñas y os enseñaré a amar este mundo, igual o más de lo que lo amo yo. Aquí os describiré todo acerca de las uñas. Cómo se preparan. Qué producto le conviene más a una clienta o a otra. Qué producto debemos utilizar. Qué herramientas nos convienen más y cuáles menos. Dónde podremos poner una uña esculpida y dónde no. Qué tipo de decoración le conviene a vuestra clienta. Cómo identificar los gustos de tu clienta para no equivocarte. Cómo lograr la curvatura perfecta, e infinidad de conocimientos que poco a poco iremos tratando, además de, cómo no, algún que otro secretillo para que todo vaya bien. Todo lo explicaré en un lenguaje claro y sencillo e incluso coloquial, como si estuviera en una de mis formaciones.

Siempre he pensado que como mejor se aprende es en modo presencial. Formaciones donde tienes la posibilidad de realizar de manera simultánea el trabajo que está realizando el educador y tienes la suerte de tener al profesional delante para preguntarle *in situ* todas tus dudas, para así poder resolver los problemas que surjan, si te surgen.

Es verdad que todo lo que encontraba y encuentro en mi camino acerca de nuestro trabajo lo leo y lo releo e intento llevarlo a cabo. Ojalá me hubiera encontrado más libros o ediciones sobre el mundo de la uña. Es un mundo muy intenso, con muchas y grandes incógnitas y sorpresas. Por eso pienso que este libro os puede ayudar mucho a mejorar y a avanzar. Esa ha sido mi intención desde primera hora. Y si ya estás leyendo estas líneas es señal de que este mundo te gusta, y te puedo prometer que haré que te enamore.

¡Vamos al lío, que ya estamos tardando!

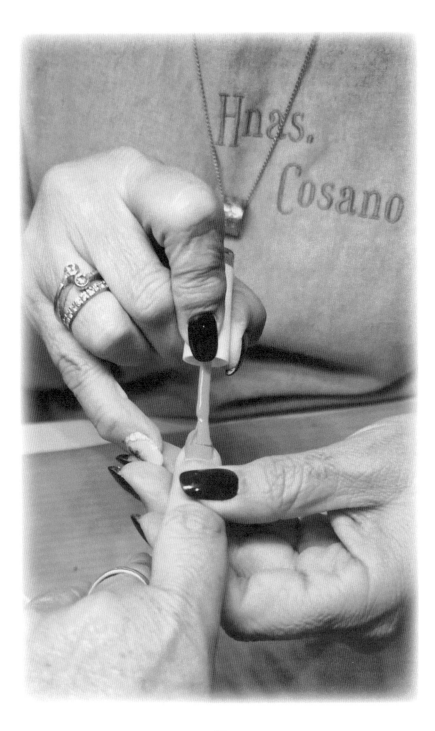

# Capítulo 1

# Quiero ser manicurista

## ¡Pisando fuerte!

¿Es fácil o es complicado ser manicurista? Muy buena pregunta.

Aquí, como en todas las profesiones, hay varios niveles e incluso se podría decir que hay varias categorías de manicuristas. Desgraciadamente, en esta profesión están las personas que aman por encima de todo el mundo de las uñas, están las personas a las que les resulta interesante la idea de hacer uñas, y están aquellas personas que lo ven como un dinero extra para poder seguir adelante por un tiempo. Es verdad que este último profesional no tendrá mucho futuro, pues llegará un día que se canse de hacer uñas a bajo coste y lo dejará. Esta profesión es un trabajo que necesita mucha concentración, mucha paciencia y mucho estudiar. Estudiar porque tiene que ver muchísimo con la moda, con el tiempo, con la vida y continuamente se innova en las técnicas, decoraciones, productos y formas.

Siempre existirá aquella clienta que llega y te dice: «¡Quiero que me hagas estas uñas!», mientras te enseña la fotito (que algunas veces nos da tanto coraje, pero otras veces supone un alivio el no tener que pensar mucho). ¿Y si resulta que no sabes hacérselas? ¿Y si resulta que no tienes productos para hacérselas? Es por eso que tienes que estar sí o sí a la última de todo.

En los tiempos que estamos, contamos con el apoyo de muchísimos profesionales en el mundo entero que nos ayudan a formarnos y a estudiar todo lo relacionado con las uñas. Cosa que antes nos costaba más trabajo y teníamos que irnos fuera. No lo olvides nunca. En una buena formación radica el éxito de tu futuro.

El oficio de manicurista, onicotécnico o como más te guste designarlo, lamentablemente no es una carrera. Es, como he dicho anteriormente, un oficio, y actualmente no está regulado por el Ministerio de Educación. Empezamos estudiando un grado medio de Estética, donde el tema de las manicuras y pedicuras se toca, pero muy por encima. Aunque en la actualidad, doy fe, profundizan un poco más en estas asignaturas. He tenido ya a unas cuantas chicas en mis cursos que van a opositar (y algunas que ya lo han hecho) para profesorado de Estética en institutos públicos y me he asombrado cuando he visto el temario que les entraba en dicha oposición.

Cuando se termina este ciclo, empieza el grado superior y, acabado este, cada uno va siguiendo por la rama que más le guste y es justo en este momento cuando cada uno empieza a formarse con el educador que mejor le parezca. Cada cual puede formarse con quien quiera. Nadie regula nuestros cursos, títulos o máster, eso sí, no es nada ilegal. Tampoco hay ningún tipo de regla para decir que una formación sea mala o buena. Así como que cada uno puede poner el nombre que más le guste a sus formaciones, decoraciones y a sus técnicas. La mayoría de los nombres de estructuras, decoraciones, etc. no están registrados. Pero sí es verdad que intentamos respetar sus nombres más comunes.

Todo varía cuando empezamos a formarnos con una marca de productos. Las marcas o casas son las encargadas de poner a nuestra disposición técnicos y profesionales que, anteriormente, han realizado una labor de preparación para evolucionar y llevar a cabo el proceso de colocación y aplicación del producto en concreto. Cada marca tendrá su método y tendrá su técnico o técnicos que conocen a la perfección sus productos, y estos procurarán enseñarte de la mejor manera posible para obtener un resultado satisfactorio en tus manicuras o pedicuras.

Estas marcas y sus formaciones influyen mucho en el nivel de sus alumnas/os. Si se da con un buen producto y encima tienes todos los pasos correctos para trabajarlo, el resultado será óptimo. Si te dedicas a mezclar productos, sin saber a ciencia cierta para qué sirven y cómo se utilizan... mal vamos.

Cada marca tiene sus propias formaciones y sus niveles. Iniciación, perfeccionamiento, máster, *trainers*, etc. Lo que una casa denomina como formación Máster, otra lo presenta como Iniciación o perfeccionamiento... Dependerá muchísimo de los niveles de la formación y del alumnado. No todos los másteres son iguales ni todos los *trainers* son idénticos. Es cierto que esto de aprender por medio de las marcas no está mal; siempre que sea conocer un nuevo producto, bienvenido sea, pero no olvidéis que lo perfecto sería saber por qué debemos usar ese producto y no otro, qué ventajas y desventajas presenta y qué beneficios o problemas nos puede dar. Tendríamos que exigirles a esos técnicos, como mínimo, que al igual que nos enseñan cómo utilizar su producto, nos enseñen también cómo solventar problemas que nos puedan surgir con su empleo.

Sí es cierto que todos estos títulos, para mí, no tienen la misma importancia que los impartidos por profesionales libres. Las marcas juegan mucho con el *marketing*, ahí radican sus ventas. Y los títulos son publicidad, es *marketing*. Pero la buena formación que te da un profesional no es *marketing*, es educación. Un buen educador será aquel que te enseñe a utilizar un producto sin importarle la marca. Será aquel que te sepa decir la causa y la solución de un problema. Será aquel que intente superarse constantemente, a través de la investigación y la búsqueda de información sobre todo aquello que se le escape. Y, por supuesto, aquel que siempre esté a la última de las novedades que van saliendo en el mercado.

¡Ojo! Debemos tener en cuenta también aquellas formaciones que nos vienen de internet. Nos confunden y nos dan falsa información a gran escala. Esa información errónea corre como el agua y solo genera confusión. Cuidado con esto. Aseguraos bien de la rigurosidad de las fuentes. La mejor formación, a mi parecer, será aquella en la que el profesor o educador pueda corregir tu trabajo en el momento y darte consejos para hacerlo mejor. Lo ideal es que pueda ayudarte en todo momento, estar pendiente y encima de ti para lograr tu objetivo y, por supuestísimo, que no te deje marchar hasta que domines la técnica a la perfección.

Y llegó el momento de la práctica. Cuando ya estés totalmente capacitado teóricamente, necesitarás ponerte a trabajar con todo lo aprendido. Lo ideal sería que alguien te diera la oportunidad de ayudarte a poder soltarte en tus manicuras. Si no es así, siempre tendremos hermanas, amigas, vecinas o incluso manos artificiales en el mercado para poder practicar. Mi consejo es no pasar a un segundo nivel si el primero no lo tienes dominado.

Hay una historia que jamás olvidaré y que siempre me gusta contársela a los alumnos que vienen a nuestro centro a formarse y, como es natural, también os la voy a contar a vosotros, mis lectores.

Yo inicié mis prácticas en casa. Le pedí a mi madre que me dejara una habitación donde empezar a hacer mis pinitos. ¡Una cosa tenía muy clara: ¡era una auténtica inexperta! Pero mis pasos iban poquito a poco. Comencé a coger y maquillar uñas a diestro y siniestro. Mis amigas fueron viniendo una a una y luego mis vecinas y conocidas, y así un sinfín de modelitos para ir soltándome. Eso sí, jamás les cobré ningún dinero. Estuve así casi cerca de dos años sin pedir ni una peseta (aquí se aprecia un poco los tiempos que corrían). Siempre les pedía la voluntad.

Cuando empecé yo me veía muchas faltas. Sabía a la perfección que mis uñas no eran buenas y no me veía con el derecho de cobrar algo que ni siquiera a mí me gustaba, pero les estaría eternamente agradecida por dejarme sus manos como modelos para soltarme.

Carmen, mujer encantadora donde las haya, me dijo el primer día: «Bueno, me da igual que no me cobres, pero te pagaré por lo menos el producto que has gastado». Yo siempre he pensado que si cobraba por unas uñas mal hechas me criticarían o que les sentaría fatal pagar por un bodrio de uñas, pero, por el contrario, si no les cobraba más que la voluntad, ellas veían que me estaba esforzando al máximo para mejorar y que no estaba engañando a nadie. La verdad es que siempre me daban más de lo que yo les hubiera pedido. Me fue bien, para qué engañarnos. Eso sí, pasados los dos años, yo ya me vi totalmente preparada y mis uñas eran muy buenas, y a partir de entonces jamás me dijo nadie lo que tenía que cobrar. Pensé: «Ahora hay que poner en valor todo mi esfuerzo» y ya os digo que sí que me valoraron.

Y así empezó todo a rodar. Después continúe formándome y aprendiendo sin parar.

En esta profesión u oficio, necesitamos muchísima práctica constante. Es por eso que la mayoría de nosotros empezamos con mucho miedo a la hora de abrir nuestro propio salón.

Siempre de primeras, recurrimos a nuestra familia, amistades o incluso en nuestra propia casa ponemos y habilitamos una sala de estar para empezar. Es cierto que en los comienzos, como en todo, entre formaciones, viajes a esas formaciones (que la mayoría de las veces se realizan fuera de nuestra ciudad, aunque hoy en día ya hay formaciones en más lugares) y comprar buenos productos, se nos va un dineral, y hasta que empezamos a ver frutos, se tarda. Es muy duro. Pero tranquilos, todo llega y también llegará el día en el que abras tu salón.

Si no es así, no desesperes. Ya llegará tu momento. Mientras tanto, suéltate y trabaja en tu salita o habitación (siempre bien ventilada para que se vayan el olor, los vapores y el polvo). Sé disciplinado y ordenado, aunque estés en tu casa. Deberás amueblar tu lugar de trabajo y ponerlo acogedor, mantenerlo limpio, con buenos olores y adornarlo con lo que esté en tu mano para que sea un sitio ideal. Todo esto te llevará un gasto, al igual que tus cuotas de autónomo, tu luz, tus materiales, tus formaciones, etc. Es por eso que es muy importante, a su vez, estudiar el precio que debes ponerle a tus servicios para que no entres en la dinámica de solo pagar y no ganar. Aquí ya, en esta nueva etapa de tu vida, se acabó eso de la voluntad, de poner los precios de tus vecinas o de tu competencia (más que nada porque tú no sabes si tu vecina tiene los mismos gastos que tú, ni los productos tan buenos como tú, ni las formaciones que tienes tú, etc.). Por eso, es casi una locura guiarte por los precios que tienen los salones de tu alrededor. Puedes tener una referencia, claro, pero sí o sí deberás estudiar qué gastos tienes tú realmente y aplicarlos en tus precios para así no verte en un futuro fracasado.

Hay un tema que siempre toco en mis formaciones. Ese tema va muy relacionado con el momento de poner precio a tus servicios. Solo tú estás capacitado para poner precio a tu servicio. Nunca debes guiarte por los salones que tienes a tu alrededor… Aunque, bueno, si quieres ser como ellos, me parece bien. Pero comprende que si no eres como ellos, ya destacas en algo y, si destacas, llamas más la atención y, como consecuencia de esto, serás más conocido y tendrás, sí o sí, más clientas.

Si tú eres una persona a la que le gusta ir a la última; si tú eres una persona que quiere conocer, al cien por cien, todo lo que hay en el mercado y cómo se trabaja; si tú eres una persona que se forma continuamente y llega a ser una experta en todo lo que hace; si tú eres todo eso, no podrás ser jamás un onicotécnico como los que tienes a tu alrededor. Por lo que tus gastos en formaciones y productos no van a ser los mismos que los de los que están a tu alrededor. Por tanto, tú no puedes poner los precios que ofrecen a tu alrededor. Si tú tienes a disposición de tus clientas más de 200 colores para sus esmaltados y las últimas decoraciones y conocimiento para aplicarlas, tú no puedes cobrar lo mismo que tu vecina que tiene los 20 colores básicos, 30 pegatinas y 4 pigmentos para decorar. ¿Tú me entiendes?

Compararte con tu competencia es absurdo. Solo tú puedes valorarte, ellos jamás lo harán. Tú sabes hasta dónde puedes llegar, pues no solo es poner precio a tu formación y a la inversión en conocer y emplear los mejores productos, sino que además debes añadir en tu precio tu dedicación a ellas y el tiempo que tardas en ponerlas bellas, que son horas que dejas de estar con los tuyos, con tu familia, con tus amigos, con tu soledad; en definitiva, tiempo de tu vida. Para mí, mi tiempo vale mucho más que todo eso, pues no sabemos dónde vamos a estar mañana o dentro de una hora o dentro de un segundo, y realmente es tiempo que jamás recuperaremos… Sinceramente, ¿no crees que tu tiempo está por encima de todo eso? El tiempo es lo más preciado que tenemos.

Hay profesionales que piensan que por trabajar más y tener más clientas son mejores, y consideran que han triunfado. ERROR. Definitivamente, gracias a mi experiencia, puedo decir que eso es un verdadero ERROR. Es mil veces preferible tener tres clientas buenas al día (esas que valoran tu trabajo, que desean que las mimes, que les charles y les dediques todo el tiempo necesario para hacerles pasar un rato agradable y que puedan olvidar sus tareas cotidianas, esas que crecen como mujeres con el subidón de energía positiva que les aportamos), que no ocho clientas incómodas al día (de esas que van siempre con prisa, diciendo que lo hagas todo lo rápido que puedas, que te comentan que en el chiringuito de al lado los precios son más baratos y que, cómo no, tienes que hacerles un descuento o rebaja, esas que te dicen que las cojas aunque sea a las 10 de la noche, pero que ellas tienen que irse al día siguiente de fiesta o esa que el día de mañana se irá con la primera que le rebaje un euro; en definitiva, esa clienta que le dan exactamente igual tu vida y tu existencia). Si tienes tres buenas, ganarás en tiempo y ganarás exactamente igual que la que se agota trabajando sin parar y ganando exactamente lo mismo que tú. ¿Qué clase de profesional quieres ser tú?

## ¿Qué tipos de servicios puede trabajar un manicurista u onicotécnico?

Realmente en un salón de uñas puedes trabajar eso: uñas; ya sean de las manos o de los pies. Se hacen pedicuras realmente bellas e incluso se pueden reconstruir uñas de los pies, siempre y cuando esas uñas estén sanas. Si no lo estuvieran, nuestra labor es mandarlas directamente a un podólogo o dermatólogo. Nuestra labor será la de embellecer las uñas, no la de curarlas si hay cualquier tipo de enfermedad. Es muy bueno saber reconocer cuándo una uña está sana, así que más adelante profundizaremos en este tema.

Actualmente, en los salones de uñas también se está ofertando otro tipo de servicios, como tatuajes, *piercings*, *microblading*, *microshading*, depilación con hilo, etc. Son actividades que podemos incluir en nuestros servicios de manera legal, pero, ¡ATENCIÓN!, siempre y cuando estéis totalmente formados y diplomados para ello.

En nuestro gremio hay muchísimo intrusismo, por desgracia. Estamos llegando a un punto en el que no se respeta nada y solo nos importa ganar dinero. Afortunadamente, no somos todos iguales. Seguimos en pie los que creemos que no todo vale, que todo necesita un proceso, una formación y, lo que es más importante, una experiencia. ¿Dónde quedaron los años en los que se necesitaba prepararse a fondo para ser bueno? ¡Señoras y señores, un poquito de humildad, compañerismo y realismo! No podemos compararnos con aquellos compañeros que llevan años en esta valiosa profesión. Vamos a respetarnos, a tener valores y a poner cada cosa en su sitio.

A lo largo de toda mi formación he ido conociendo a grandísimos profesionales del mundo de las uñas y os puedo garantizar que de todos he aprendido algo. Lo más bello de esta vida es poder tener la virtud de aprender todos los días de cualquier persona o situación. La vida es todo aprendizaje. Por eso yo siempre animo a mis alumnos para que se capaciten con todos los profesionales que puedan, pues segurísimo aprenderán cosas diferentes a las que yo les puedo enseñar e incluso en esos cursos, de sus mismos compañeros, aprenderán mil y una cosas interesantes. Pero también soy muy pesada a la hora de trasmitirles la necesidad que tienen de formarse con gente realmente preparada, que no les engañen, que no se capaciten o se formen con el primero que oigan, que dediquen un poquito de su tiempo a informarse sobre esa persona y la trayectoria de su formación para que jamás les estafen. Lamentablemente, como os he comentado antes, doy fe de que son muchos los que van de profesionales y no lo son. Solo son amantes de nuestros monederos.

Dentro de las formaciones, están las que te forman de una técnica con un determinado producto (aquellas que ya vienen con un kit incluido), o aquellas que te forman en la técnica y luego tú ya compras el producto que te guste. Los dos tipos de formaciones son buenas. Sí es verdad que la primera te está como condicionando para que compres sus productos, pero bien es cierto también que es muy importante saber cómo se trabaja con determinados productos y ser consciente de su calidad. Cualquier profesional que te enseñe a trabajar una técnica con un producto concreto, antes se ha dedicado a conocerlo en profundidad para poder luego enseñártelo sin tener ningún tipo de problema. Tened en cuenta que, básicamente, con su preparación os está garantizando la calidad. El que tengas un producto de calidad es fundamental, y el saberlo trabajar también. Una clienta, cuando va a ti, no sabe si el producto es bueno o no, solo quiere que dé resultado y no tener problemas. Recordadlo.

Cualquiera de estos dos tipos de formaciones es bueno. La diferencia estará en los servicios de la persona que imparta la formación; si es solo educador o también es distribuidor. Te aconsejo que también tengas muy claro el tipo de formación que necesitas… ¿Quieres aprender técnica o quieres conocer productos…?, ¿o las dos cosas?

Actualmente continúo trabajando en mi salón regida por un gran lema: «En la formación está el éxito». Nada mejor que la formación continua para llegar lejos. Si lo haces así, nadie te podrá decir jamás que no sabes de qué estás hablando. Y es que debes hablar. Hablar para que te conozcan y sepan quién eres, a qué te dedicas y cuáles son tus logros. Te convertirás en una mujer u hombre de negocios, con tu propia empresa en alza. Serás una pequeña o pequeño empresario y empezarás tu andadura con toda la ilusión del mundo. Gestionarás tus gastos y ganancias. Intentarás por todos tus medios tener un rincón digno de ti, allí donde serás fiel a tus gustos y costumbres. Allí donde recibirás a todas tus clientas con tu saber estar y donde día a día les ofrecerás todas las últimas novedades que vayan saliendo al mercado. Porque realmente querrás dar a tus clientas lo mejor de ti y prestar el mejor servicio.

Realmente, si nos ponemos a pensar, ¡cuesta tanto poner tu propio negocio en marcha! ¡Dedicas tanto tiempo y tanta reflexión para, por fin, poder ponerlo en marcha! ¡Tantos son los quebraderos de cabeza y tantas son las noches sin dormir para que todo esté bien! Y ahora te pregunto: ¿tirarías todo esto por la borda a causa de trabajar con un mal producto para ahorrarte unos céntimos?

Es tremendamente importante que tus clientas perciban que les das lo mejor que hay en el mercado. Productos de muy buena calidad, que jamás le harán daño a la salud de sus uñas. E, incluso, lo ideal es que tengan la tranquilidad absoluta de que si el día de mañana tienen o crees que pueden llegar a tener algún problema con sus uñas, se lo harías saber de inmediato. Ante todo, tienes que ser justa y profesional. Por encima de todo estará la salud de tus clientas, antes que su dinero. Ese servicio lo perderás ese día, pero sin dudarlo te ganarás a una clienta de por vida.

Procurad sed listas desde el primer día y haceos con productos de buena calidad. Productos cuyos distribuidores os respaldarán ante cualquier situación y que, como manda la ley, os puedan enviar los componentes de sus productos (ficha técnica) para vuestro estudio, si fuese necesario. Es fundamental que tengáis en cuenta que todos y cada uno de los productos que aplicáis en vuestro salón han de ser compatibles entre sí. Procurad que todos los productos salgan de la misma fábrica; es señal de que son compatibles unos con otros y de que sus creadores los habrán fabricado con el objetivo de que jamás os den ningún tipo de problema. Es realmente importante esto que te digo, pues una mala confrontación o unión de sustancias puede provocar una alergia a tu clienta. Y peor aún, a ti mismo, porque lamentablemente tendrías que poner fin a tus sueños de tener tu salón y te tendrías que olvidar de trabajar en el mundo de las uñas.

Como ya debes de saber, en esta profesión hemos de tener precaución con las sustancias que tocamos. Algunas son delicadas y debemos mimarlas. Debemos saber trabajarlas a la perfección, para no hacernos daño. Ya de por sí son delicadas, pero si encima nos dedicamos a comprar productos de baja calidad y a mezclarlos entre sí…, ¡madre mía, cóctel molotov!

Importantísimo es que tengáis un método de trabajo. Aplicad un sistema de trabajo que os permita saber reaccionar en cada momento con cada una de vuestras clientas. Indistintamente de su forma de uñas, su estado de salud, sus gustos, etc. Siempre, y por encima de todo, en pos de la salud de las uñas de vuestras clientas. Eso os convertirá en verdaderos profesionales y así seréis considerados por vuestro público. No seréis solamente la persona que les hace las uñas. Siente siempre positivamente y nunca digas que algo es imposible. Tu actitud hacia ellas será un espejo de tu persona y de tu sabiduría. Lo que está claro es que tenéis que ser diferentes con vuestras clientas. Hay que tratarlas como reinas y darles lo mejor que tenemos. Hacerles una ficha, donde pondremos fechas y ocasiones importantes para ellas. Nos preocuparemos siempre por su estado anímico y su estado de salud. Nos apuntaremos sus gustos, sus aficiones y su trabajo para saber, en todo momento, qué tipo, estructura o decoración debemos ofrecerles y aconsejarles. Les procuraremos dar nuestro mejor momento del día, para que su visita a nuestro centro sea su mejor momento del día.

Otra de las cosillas que siempre llevo a cabo desde que abrí mi propio centro es el de pensar mucho a la hora de hacer ofertas o promociones. Desde aquí, y con el máximo respeto a todas mis compañeras, os contaré cómo lo hago yo, ya que a día de hoy agradezco que siempre haya ido bien.

Las ofertas y promociones las suelo poner yo como para darle un empujón al negocio y tener un bonito detalle hacia mis clientas, con el que agradecer su fidelidad. Mis precios, como ya os comenté, van siempre muy pensados y estudiados después de ver mis gastos e ingresos. Es por eso que tampoco nos podemos permitir el lujo de rebajar nuestros servicios, pues ya empezaríamos a perder dinero y, la verdad, que no estamos por la labor. Son muchas las cositas que tenemos que pagar y la salud financiera es lo primero a tener en cuenta para que el negocio vaya bien. Por ese motivo, nosotras, en lugar de bajar precios, regalamos servicios: «¡Con tu pedicura, gratis tu decoración!». «¡Con tu manicura este mes, gratis tratamiento parafina!». O «¡Con tu manicura esta primavera, gratis esmaltado de pies!». Piensa por un momento que tú eres la clienta y que vas a tu salón de siempre a hacerte tu manicura. De un día para otro te dicen que ahora tu manicura va a costar la mitad. Si tú eres lista pensarás que no se ganan nada o que, por el contrario, antes te estaban cobrando un precio injusto y desorbitado. O sea, te sientes engañada. En cambio, si tú vas un día al centro de siempre y te encuentras con la sorpresa de que ese mes por hacerte las uñas te van a regalar un tratamiento de parafina, saltas de alegría y piensas la suerte que tienes de que te regalen algo. Si regalamos nuestros servicios, estamos regalando parte de nuestro tiempo. Tiempo en el que dejaremos de ganar, pero no a costa de infravalorar nuestro servicio. Nuestro servicio vale lo que vale, aquí no caben rebajas. No se trata de un jersey, que en vez de sacarle el cien por cien le vas a sacar el cincuenta por cien. No, lo nuestro es un trabajo, un servicio, ni más ni menos. Otra cosa es querer regalar un obsequio a tus clientas. Por supuesto, hay que hacerlo siempre en señal de agradecimiento, pero ¡ojo!, que podéis meter la pata. Hacedlo bien. Pensando.

Por supuestísimo, ni que decir tiene que cada uno es libre de hacer y poner las ofertas en su centro como mejor le apetezca. Tan solo voy a comentar y enseñar mi experiencia, que es mía y que cada uno tendrá una diferente. La mía es esta, tal cual, y os tengo que confirmar que siempre me ha ido muy bien. Esto ya es más a título personal. A lo mejor está de más, o a lo mejor no. Pero si contarlo sirve para ayudar a alguien, pues con eso me conformo. Esta técnica de promocionar tus servicios no es mejor ni peor que otra, es mi técnica. Ahora ya cada cual con lo que más le guste.

¡Lo esencial es querer hacer bien tu trabajo!

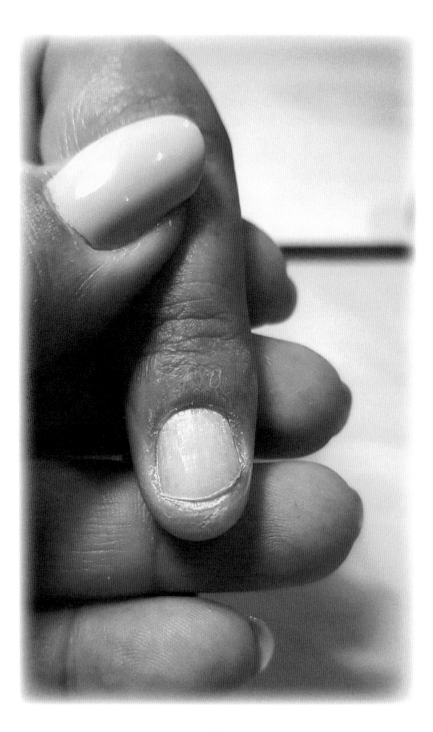

# CAPÍTULO 2

# Anatomía de la uña

Cualquier persona que quiera dedicarse a trabajar en el mundo de las uñas, indudablemente, lo primero que tiene que saber son las partes de una uña y cuál es su morfología.

La uña está constituida principalmente por células muertas que contienen un componente creado por nuestro propio organismo: la queratina. La queratina que tenemos en las uñas es diferente a la que tenemos en el pelo. Tiene mucho más contenido en azufre, lo que hace que esta tenga más fuerza. Se compone también de aminoácidos, lípidos, minerales y un 10-15 % de agua. Su crecimiento es longitudinal y varía muchísimo entre ellas y entre las personas. Si todo está bien, lo normal es que crezca alrededor de 3 mm al mes. Esto quiere decir que tardará unos 6 u 8 meses en renovarse la uña entera. Bueno, excepto cuando hay un embarazo de por medio, ya que, en el último mes de embarazo, las uñas crecen casi el doble de lo normal. Cualquier causa que cambie el estado de la matriz influirá en su crecimiento. Estamos hablando de las uñas de las manos, porque las de los pies son más lentas en su crecimiento. En el pie su velocidad de crecimiento varía. Tardarán de 12 a 18 meses en crecer del todo.

Ahora iremos viendo detenidamente todas las zonas o partes de las que se componen nuestras uñas. Todas y cada una de ellas tienen su función. Es importante conocer dónde se sitúan y cómo actúan en nuestro organismo. Así descubriremos el porqué de las cosas y entenderemos más nuestra área de trabajo.

¡Estad muy atentos! Tarea fundamental para ti, futuro onicotécnico.

### • Matriz o raíz

La zona cero por excelencia. Es la zona donde se forma la uña. Nuestro cuerpo se encarga de mandar a la matriz, por medio de vasos sanguíneos y capilares, nutrientes para empezar a crear y desarrollar pequeñas células. Estas células se multiplicarán y así, paulatinamente, irán creciendo. En la matriz van creándose, desarrollándose y luego van muriendo. Nacen, crecen y mueren. Es por eso que dos tercios de nuestra uña son células muertas. Esta matriz está situada bajo la piel. No podemos verla. Sabemos que tiene forma de letra J y que en su prolongación se forma la lúnula.

Os cansaréis de oír a vuestras clientas decir que se quieren retirar o quitar sus uñas o esmaltado, para que así puedan respirar las uñas por un tiempo. Pero tendréis que informarlas de que nuestras uñas no tienen pulmones, ni nariz. Nuestras uñas no respiran. El oxígeno, al igual que los nutrientes, se lo facilitan nuestros capilares y riego sanguíneo a la matriz. Y gracias a los nervios, que nos traen la sensación de dolor, calor o frío a la piel de alrededor de la uña. Nada proviene del exterior. El 100 % del oxígeno que necesitan proviene del torrente sanguíneo y el 0 % del exterior. Tened en cuenta que si nuestras uñas necesitaran nutrientes o vitaminas, se los tendríamos que proporcionar mediante medicamentos por boca o inyectados. No hay ningún producto que, colocado en la uña, esta lo absorba. Incluso en algunos países de Europa está totalmente prohibido anunciar productos de aplicación directa en la uña mediante la falsa promesa de que supondrán una mejora en la salud de esta. Es incierto. Lo cierto es que sí hay aceites de cutícula con vitamina E (Tocoferol). Pero esa vitamina nos va a ayudar como un antioxidante para proteger la queratina contra agentes externos, no como nutriente ni como endurecedor de la placa.

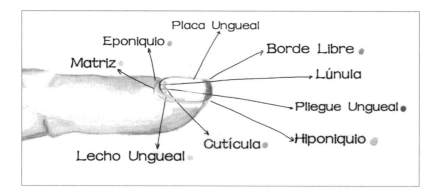

Si, por algún motivo (ya sea por un pequeño trauma o golpe, por un patógeno, por una manicura agresiva, por una fresa mal colocada o clavada, etc.), nuestra matriz se viera alterada en su fabricación de células, podría, sin poder evitarlo, provocar una deformación de nuestra placa ungueal a la vez que dificultaría su crecimiento. Debemos tener muy claro que si una uña se atrofia o se estropea, ya no se va a curar. Lo que sí hará es renovarse. Volverá a crecer y se irá reajustando esa malformación. Pero si la matriz se daña, no habrá recuperación. La matriz o raíz no se renueva. Nacemos con ella y hay que cuidarla para que siempre haga su función. Un dato a tener en cuenta para asesorar a vuestras clientas es que en la propia matriz tenemos colágeno, al igual que en la dermis, en los cartílagos, en huesos, tendones, etc. Pues cuando llega la menopausia se genera un 25 % menos de colágeno. Igual que afecta al pelo y a la piel, afectará a las uñas. Al tener menos colágeno, las uñas se volverán más quebradizas. Os daréis cuenta de la importancia que tiene nuestra matriz al descubrir cuantísimos componentes creó nuestro cuerpo para protegerla. Es el principio del todo.

**• Lúnula o luna**

La matriz fabrica sus células en tres niveles de superficie. Estos tres niveles se encuentran en lo que llamamos lúnula. Matriz dorsal, medial y ventral, siendo esta última la zona más profunda. Un caso muy claro para distinguir las diferentes superficies es que la zona más superficial se verá afectada con alguna anomalía si algo va mal, por ejemplo, puede aparecer algo similar a los hoyitos de un dedal si hubiera psoriasis. En la zona central es donde se creará, a la vez, la dureza y la flexibilidad de la placa ungueal, y en la zona o superficie más profunda se creará una especie de membrana que funcionará como una barrera para que no entre nada en la matriz. Por esa puerta o pantalla no debe entrar ningún elemento extraño, pues afectaría a todo el mecanismo de la creación y desarrollo de nuestra uña. Gracias a esa pantalla o barrera es complicado que la uña absorba cualquier producto o líquido y se dirija a la matriz. Esos líquidos se quedarán solamente en la zona más superficial.

Esta zona de media luna, que podemos ver en determinados dedos, aún posee células vivas. El núcleo de las células se aprecia como una película blanquecina. Es muy sensible y en su palpación podemos comprobar que posee una consistencia muy blanda. No es como el resto de la uña que se distingue por tener una consistencia bastante más dura y recia. Muchísimo cuidado hay que tener con nuestra lúnula, pues puede dañarse fácilmente. Aún sus capas están blandas. Hay peligro de hacer daño en esta zona y continuar dicho daño hacia la matriz. Aquí sus células tienen aún núcleo. El núcleo es de color blanco y traslúcido. De ahí que algunas lunas se vean blancas. Donde se verá más la lúnula blanca será en el dedo pulgar y donde menos en el meñique.

• **Cutícula**
Capa muy delgada de piel muerta o tejido no vivo, sin color determinado, que proporciona protección a la matriz para evitar que microorganismos la invadan. Se crea en la zona también de protección llamada eponiquio. Se encuentra en la superficie de la uña y, si lo retiramos o empujamos con un removedor, no causa ningún tipo de dolor. Si, por el contrario, duele, es que ya nos estamos aproximando al pliegue ungueal proximal. La cutícula no respira, es un tejido muerto y se encuentra pegada a la uña. Pero no nos equivoquemos, lo que quitamos con la tijera es cutícula, si sobrepasamos la cutícula ya haremos daño al pliegue ungueal proximal. Si hacemos un corte y sangra, quiere decir que hemos llegado al pliegue ungueal, donde sí hay riego sanguíneo. En la cutícula no hay riego. Cuando la cutícula

34

y el pliegue ungueal crecen excesivamente, llegando incluso a fusionarse, es debido a un daño o lesión. Justo a este tejido sobrecrecido le llaman pterigion o crecimiento anormal de la piel. También, el pterigion puede salir en distintas partes del cuerpo. No deja de ser una anomalía.

No os sorprendáis si una clienta a quien le cortáis normalmente la cutícula cada vez tiene más. Es normal. Nuestro cuerpo humano es perfecto y donde cree que hace falta defensa, actúa de manera reaccionaria y crea aún más cutícula. Por ello, una cutícula con demasiada piel no debemos cortarla mucho. Vamos a ir tratándola con aceite de cutícula durante un mes. Eso le dará fuerza y se le pondrá bastante mejor.

### • Pliegue ungueal proximal
Tejido o piel que cubre toda la zona de la matriz. Como todo lo que aparece alrededor de la matriz, desempeña un papel de protección hacia ella. Este pliegue en algunas ocasiones aparece como una dureza que sutilmente quitaremos o cortaremos con alicates de pieles o tijeras. Tened en cuenta que si retiramos esa piel en exceso, nuestro cuerpo, que sin duda es la máquina más perfecta que se ha creado por siempre jamás, reproducirá más piel en ese justo lugar, para así tener más defensas.

En algunos lugares a estas pieles las llaman también *pterigion*, cuando crece excesivamente.

### • Pterigion
Se le llama así al crecimiento excesivo o anormal de cualquier tejido del cuerpo que se estire de una manera exagerada. En el caso del eponiquio, este se estira y cubre la uña de tal manera que anula la cutícula. No debemos cortarlo ni quitarlo jamás. Eso debe hacerlo el médico. Ocurre por traumas, quemaduras, lesiones, etc.

A la hora de cortar, debemos ir con cuidado pues, aunque este pliegue por lo general está duro ya que es piel muerta, tiene un grosor. No hay que sobrepasarse. Si lo hacemos, empezaremos a entrar en la zona del eponiquio, que es zona blanda y viva. También podemos encontrarnos con pterigion en el hiponiquio.

Las clientas que padecen onicofagia (aquellas que se comen las uñas) tendrán muchísimo pliegue ungueal proximal al igual que cutícula. Les trataremos sin duda esos colgajos de excesiva piel, pero, ¡ojo!, solo quitaremos lo necesario. Solo así nos aseguramos de que en sus siguientes retoques tengan cada vez menos piel, no al contrario. En la manicura rusa la manera de quitar estas pieles pasa a ser en vez de con tijeras con fresas del torno. Funcionará muchísimo mejor a medida que más seca esté la piel. En el apartado de manicura rusa lo explicaremos mejor.

## • Pliegues laterales

Como su nombre indica, están justo en los laterales de la placa ungueal. Dan protección a nuestra placa y, como con cualquier otro elemento importante, debe tenerse cuidado con ellos a la hora de trabajar. Últimamente son muchos los daños que se están efectuando en ellos por una mala práctica o servicio. Cuando realizamos un servicio de uñas esculpidas y en determinadas estructuras, equivocadamente empezamos a estrechar las uñas antes de tiempo e incluso colocando el *pinching* en sitio incorrecto y durante más tiempo de lo determinado. Como consecuencia de estos errores, nuestras pieles laterales sufren, y más sufren aún las paredes laterales de las uñas. A la hora de limar laterales, hemos de tener cuidado y pensar que estos daños son irreparables. Y, por supuestísimo, cuando nos encontremos esa parte de uñita que sale en algunas ocasiones, que algunas clientas creen que es piel, no debemos cortarla nunca, debemos colocarla de tal manera que vuelva a formar parte de la uña. Porque es eso, parte de la uña. Los ingleses lo llaman *hangnail*. En español, a veces, se engloba erróneamente bajo el concepto de padrastro, pero es diferente, ya que, como hemos dicho, no se trata de piel. Por lo que ¡cuidado con esto! Es importante que sepáis que no se debe cortar.

## • Eponiquio

De nuevo, tenemos que hablar de una piel que cubre la matriz, que tiene, como continuación, la cutícula pegada o adherida a la placa ungueal y por arriba está totalmente seguida de los pliegues ungueales. Es una tremenda barrera que tiene nuestra uña como protección hacia la matriz. No dejará que entre absolutamente nada a la zona en donde se crea todo, a nuestra matriz. Podemos decir que es un excelente compañero, pues a la vez que le proporciona a la matriz una defensa espectacular, le ayuda con sus células madre, las más adultas, a crear cutícula, para fortalecer la defensa. En definitiva, es como una sustancia que crea nuestro cuerpo, como una barrera para protegerlo. Casi siempre lo vamos a retirar con fresas de diamante para no hacer daño en la zona de la placa en donde sí hay uña viva. El eponiquio es necesario limpiarlo muy bien de la superficie de la uña para que el producto que queramos poner después (ya sea esmaltado o producto para esculpir uñas) quede completamente bien pegado o adherido. Hay algunas manicuras que trabajan más de la cuenta esta zona y se corre el riesgo de hacer mucho daño a la uña en general.

• **Placa ungueal o uña:** Estructura cornea formada por células muertas y traslúcidas. Su tonalidad es rosada, ya que se pueden ver los capilares subyacentes. Está endurecida y su mayor componente es la queratina. Todo absolutamente lo que queramos se puede poner encima de nuestra placa, sin apenas infringirle ningún daño. Lo importante es cómo lo hacemos y la calidad de lo que ponemos. Podemos decir que se divide en tres capas (que a su vez están compuestas por 50 capitas aproximadamente).

La primera capa se le llama dorsal y en ella hay células de queratina que nacen en la matriz. Estas células que están depositadas en la capa dorsal carecen de núcleo. Esto nos viene a decir que no tienen vida, ni sienten ni padecen. Están formadas solo de agua y citoplasmas. Es solo cuando van creciendo cuando se van convirtiendo en queratina pura, ya sin agua y sin citoplasmas.

A la segunda capa se le llama mediana y en ella aún quedan células, pero con poquita queratina. Están compuestas más por agua y por citoplasmas.

Y la tercera capa y más delicada es la capa central. En ella habita una membrana compuesta de queratina y dermis. Esta zona sí que tiene vida y puede ser dañada si no actuamos correctamente con los productos y si limamos excesivamente. Las primeras capitas se limarán convirtiéndose en polvo, pero esta tercera capa quedará como una fina piel. Es, por ejemplo, cuando nos salen entre las trasparencias de las uñas unas manchitas rojas, las llamadas *jot post*. Estas manchitas nos están diciendo que la membrana está dañada y será mucho más sensible en nuestra manicura. Es por esto que posiblemente nos venga una alergia.

Es muy raro que por la placa ungueal se absorban los productos. Esta solo absorbe agua y aceite. La acetona no lo hará, ya que es volátil y se evapora. Sí limpiará, en cambio, la superficie. Nuestra placa ungueal es tan potente que, por poner un ejemplo, os diré, que cuando vemos a personas que tienen las uñas amarillas por la nicotina, pues fuman, es debido a que esta penetra en las capas superficiales, pero en las más profundas ya no se deja penetrar y la nicotina se va acumulando, dejando ese color tan característico. Ya os digo, la placa ungueal es una muy buena barrera protectora.

Otra misión importante que tiene la placa ungueal es la de trasportar el agua por sus canales con forma ondulada. Cierto es que cuando ponemos encima de nuestra uña un esmalte o un tipo de acrílico, este fluido irá cada vez más lento. Es por eso que se acumula la humedad debajo de la uña, e incluso en algunos casos puede causar levantamiento del producto. Una uña con mucha agua se vuelve bastante más sensible, más blanda y hay que tener más cuidado con ella para no causarle daño. Cuando una uña está dañada y se sumerge en agua o en acetona, es más receptiva y absorbe más rápidamente.

En algunas ocasiones, he oído hablar de la grasa que puede llegar a tener la uña natural. Pues bien, la placa ungueal o uña suele tener unos aceites superficiales que limpiamos con el *cleanser* o alcohol isopropílico. Así pues, la uña puede tener una mezcla de más de diez sustancias oleosas diferentes. Por eso es superimportante limpiarla bien.

### • Lecho ungueal

Estructura donde sí hay tejido vivo. Se puede decir que es la cama de la placa ungueal. En esta zona hay riego sanguíneo y capilares que se encargan de que todo funcione correctamente. Cuando nosotros nos damos un golpe en la uña y nos duele, no nos duele en la uña como tal, duele en su lecho. También tiene sus conductos por donde fluye el agua. No son conductos rectos, sino que presentan muchas curvas como una serpiente. Desde esa zona se le proporciona la humedad necesaria a nuestra uña. Normalmente un 15 %. Si por unos motivos u otros le damos más humedad a nuestras uñas, las células que la componen engordarán y repujarán, haciendo que nuestra uña pase de estar dura a estar más blandita. Al igual que si mantenemos nuestras uñas en acetona por un tiempo para remover productos, nuestra uña se verá afectada en su estructura y debemos esperar un mínimo de 60 minutos para que pueda recuperarse. Casi todo lo necesario para tener unas uñas sanas nos lo concede el riego sanguíneo. El oxígeno que necesitan nos lo ofrece el riego al 100 %. Del exterior obtenemos el 0 %, por lo que eso de dejar las uñas respirar, nada de nada.

### • Borde libre
Denominamos comúnmente al borde libre como el largo de la uña. El borde libre es todo aquello que sobresale del lecho ungueal. Siempre en el borde libre la zona más retirada de la uña, más exterior, será la que esté más estropeada por las sustancias que usamos normalmente como detergentes, jabones, etc. Y, por supuesto, la parte exterior también está siempre más estropeada porque las células que la componen son las más antiguas. Fijaos que las células van naciendo en matriz, van creciendo y van muriendo. Así van, sucesivamente, ascendiendo al borde libre las más antiguas o ancianas. Si una uña está muy dañada por el exceso de limado, por ejemplo, cuando vaya creciendo y se dirija al borde libre, se romperá. En este caso sería ideal aplicar una capa de recubrimiento o *caping*.

### • Hiponiquio
Tejido adherido o pegado debajo del borde libre. Es otra obra maestra de nuestro cuerpo. Es una barrera como defensa. Es un sellador para que no entre absolutamente ninguna agresión que pudiera afectar a nuestra uña. Si el borde libre es más largo, el hiponiquio será

más grande. Todo dependerá de la longitud de la uña y, por supuesto, si nuestro cuerpo nota la presencia de algún microorganismo que pudiera hacernos daño, todas nuestras barreras protectoras se verán desarrolladas. Aumentarán considerablemente dependiendo del grado de la agresión. Debemos tener mucha precaución a la hora de cortar las uñas si están muy largas y comprobar qué largo tiene su hiponiquio para no dañarlo, pues es muy doloroso y podría sangrar mucho nuestra clienta.

### • Sinus

Se halla justamente en donde gira la cutícula. Zona muy fina profunda donde nos encontraremos mucho tejido muerto e intentaremos por todos los medios quitarlo. Hay muchos vasos dilatadores y los capilares están muy cerquita de la superficie. Debemos tener mucho cuidado de no hacer daño. Cualquier descuido hará que empiece a sangrar esta zona.

### • Hueso

Nuestra mano está compuesta por 27 huesos en tres zonas diferentes. En el carpo se encuentran 8 huesos, 5 son los metacarpianos y 14 las falanges. Pero nuestra uña solo se verá afectada si algunas de nuestras falanges distales o falangetas sufre de anomalías. El hueso es el menos sonado y a la vez uno de los pilares de nuestra uña. El hueso en concreto tiene forma de cono y se encargará de darle forma a nuestra uña y al lecho donde se acuesta. Todas las enfermedades que afecten al hueso atacarán también a nuestras uñas. Una persona con patologías como artritis reumatoide, artrosis, etc. presentará anomalías en sus manos y en sus uñas.

### • Epitelio

Es una capa finita que va adherida a la parte inferior o interior de la uña (entre el lecho y la placa ungueal, pero por la parte de abajo del borde libre) y está para ayudar a que la uña crezca en su correcta dirección, para guiarla por el buen camino. El epitelio se retira muy fácilmente y normalmente con el torno por dentro del borde libre.

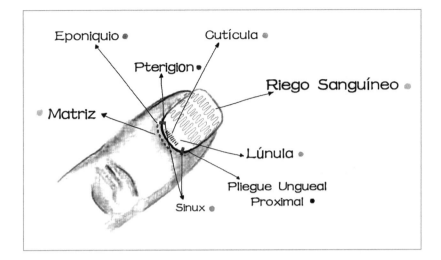

Eponiquio •      Cutícula •

Pterigion •

Riego Sanguíneo •

• Matriz •

Lúnula •

Pliegue Ungueal
Proximal •

Sinux •

• **Banda onicodérmica**
Es una acumulación de epitelio que se posiciona antes del hiponiquio. Se ve como una piel transparente antes de que empiece el hiponiquio.

Las uñas, aunque parezcan imprescindibles, no lo son. Aparte de ayudarnos a conocer a las personas tanto en su higiene, salud e incluso sus gustos, son un gran apoyo que nos permite proteger la yema de nuestros dedos. Todo ello forma nuestro órgano táctil y gracias a las uñas también podemos agarrar y coger objetos más pequeños. Siempre se ha dicho que nuestras uñas son un espejo de nuestro estado de salud. Por el color, estructura, grosor, etc. podremos diagnosticar (siempre y cuando sea un profesional o una persona cualificada) algunas enfermedades. Tienen la misma importancia las uñas de los pies. Estas crecen bastante más lentas que las de las manos, pero eso no quiere decir que estén enfermas ni mucho menos. Las de las manos crecen más porque en realidad se usan más y eso hace que su producción de queratina sea más alta, caso que no ocurre con las de los pies.

Las uñas de los pies son siempre más propensas a producir hongos y sus derivados, porque reina la humedad y la oscuridad, principales precursores para la vida de un hongo. También es cierto que en verano crecen más nuestras uñas que en invierno, por beber más agua, y en los embarazos se estimula su crecimiento sobre todo en el último mes. Como veis hay muchos factores que afectan a nuestras uñas y a su crecimiento. Os contaré un poquito más adelante sobre anomalías y las enfermedades más comunes de las uñas que os podrán aparecer en vuestros salones.

Voy a comentar, pues me parecen realmente interesantes, las propiedades más importantes de nuestras uñas. Empezaremos por:

— **Dureza:** la uña en general es muy resistente a un impacto o golpe. Debe tener una dureza controlada, es decir, duras para proteger, pero si es extremadamente duras, puede tener efecto rebote y estropearla. Más dureza no es siempre lo mejor.

— **Fuerza:** al igual que con la dureza, debe tener la fuerza justa para proteger. Ni mucho ni poco. Es importante que se rompa antes de causar un mal mayor.

— **Flexibilidad:** si es flexible, no se romperá. Se doblará y volverá a su ser. Hay que saber que otros factores como la edad, la salud, la humedad, etc. harán que nuestra flexibilidad en las uñas sea diferente en diferentes épocas.

— **Fragilidad:** al no haber flexibilidad, aparece la fragilidad. Usaremos mucho el aceite de cutícula en este caso y si es de aguacate, mejor que mejor. Si una uña se dobla antes de llegar a romperse, diremos que no es frágil. La fragilidad hace que se abran en capas y se agrieten.

— **Resistencia:** vamos a comprobar lo resistentes que pueden llegar a ser ante los solventes. Sobre todo, ante la acetona y los aceites.

— **Desgaste:** tiene que tener resistencia a los roces.

Estas siete reglas harán que conozcamos, bastante más, los comportamientos de las uñas. Estas reglas nos las describe Dough Schoom en sus libros. Muchas de las sustancias químicas y comportamientos de las uñas nos han llegado a nuestras formaciones por este gran investigador. El mundo de las uñas y los que vivimos enamorados de ellas se lo agradeceremos siempre.

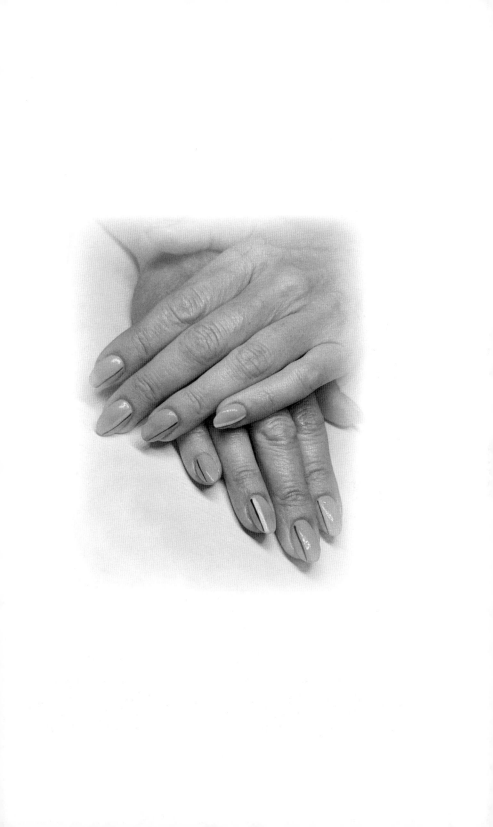

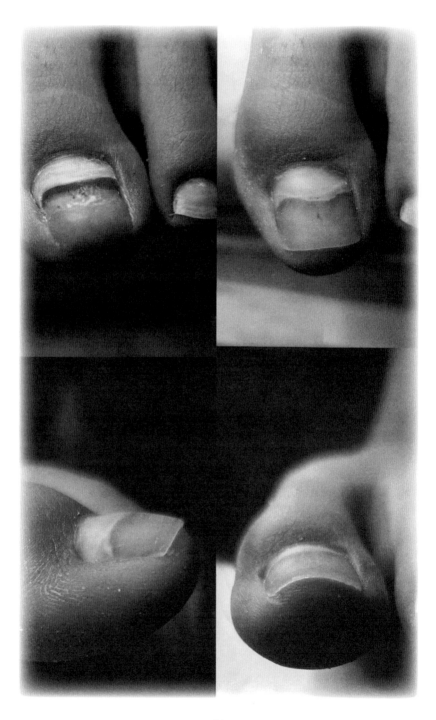

# CAPÍTULO 3

# Enfermedades y anomalías

Desde hace muchos años, en la época del reconocido médico griego Hipócrates, allá por el año 450 a. C., empezó a oírse hablar de la ciencia que trataba de las enfermedades o anomalías que se veían reflejadas en las uñas. Era la llamada ciencia de la quirología. Hacían un diagnóstico de la salud por medio de los distintos episodios que ofrecían las uñas. En esa época, entre los signos más comunes estaban:

— Las uñas con líneas de Mees, uñas con color blanquecino, a modo de estrías, cuyo diagnóstico significaba fiebre alta, enfermedad cardiaca y envejecimiento.

— Las uñas con líneas de Beau, que reflejaban casos de tifus o escarlatina y trauma físico o emocional.

— Las uñas en forma de cuchara que estaban levantadas por las puntas representaban insuficiencia nutritiva e hipotiroidismo.

— Las uñas con surcos longitudinales, donde se reflejaba una enfermedad crónica como colitis o problema reumático o incluso reflejaba foco de infección en las encías.

Y así, un montón de enfermedades que dejaban su impronta en las uñas. Al igual que su color, que también ofrecía pistas sobre sus posibles patologías. De esta forma, sabían que si su color era rosita gozaban de buena salud, rojizas si tenían la tensión alta. Si las tenían azuladas eran propensos a dificultades coronarias, y si eran pálidas seguramente sufrirían de anemia. Y si, por el contrario, las tuvieran amarillas, sufrirían de enfermedad pulmonar como asma, tuberculosis o bronquitis crónica.

Fue así como se empezaron a estudiar y asociar las anomalías u onicopatías que presentaban las uñas con diferentes patologías y hay que dar gracias, que, a día de hoy, no hemos parado de estudiarlas. Cosa que nos viene de lujo.

Una vez entra la clienta en nuestro salón y se sienta en la mesa de trabajo, lo primero que hacemos, y justo después de desinfectar nuestras manos y las suyas, es observar, una por una, sus uñas. Sería interesante poder utilizar una pequeña, pero, a la vez, potente linterna, para examinar la última falange donde se encuentra la uña y así descartar posibles nódulos o quistes. Es muy aconsejable que, cuando miremos sus uñas una a una, lo hagamos sin que estas estén apoyadas en ninguna superficie: deben estar al aire. Será nuestra labor como buenos manicuristas reconocer cualquier anomalía que tuviera en sus uñas y comunicarle qué puede hacer y dónde tendrá que dirigirse para que siempre reine en ellas la salud por encima de la belleza.

Si tiene algún tipo de anomalía o enfermedad que no debemos tocar, la derivaremos automáticamente a los profesionales adecuados para que le den un diagnóstico y procedan a su curación. Debemos tener superclaro que, por encima de todo, trabajaremos con uñas sanas. Sería un error trabajar en uñas que están enfermas o mal cuidadas. Unas uñas sanas nos lo van a decir ellas mismas, por su color, por su grosor y por su crecimiento. Las uñas sanas crecerán unos 4 mm, más o menos, por mes. Aunque es verdad que el crecimiento varía según el dedo y la persona. Las uñas de las manos tardarán entre 3 y 6 meses en crecer totalmente nuevas, y las de los pies unos 6 meses. Estamos hablando de unas uñas sanas, aunque luego también dependerá de las estaciones y de la edad.

Una uña sana tendrá muchas capas (cincuenta aproximadamente), estarán lisas, brillantes, traslúcidas y queratinizadas.

Su color también nos dirá mucho de ellas. Son varias las causas por las que pueden adoptar un tono un poco amarillento. Puede ser por esmaltes no muy buenos, de baja calidad que estemos aplicando directamente sobre la uña, sin antes ponerle una base que la proteja de esos pigmentos. A las personas fumadoras también, a menudo, se les amarillean sus uñas por el humo de sus cigarrillos. Otra causa es la sequedad excesiva de la uña y la edad. En algunos casos de artrosis reumatoide pueden adquirir también tonos amarillos, pero no por esta enfermedad en sí, sino por los tratamientos específicos que son ricos en azufre.

Adquirirán tonos marrones, siempre acompañados de onicolisis, por causa de hipertiroidismo y falta de vitamina B3. Variarán a color blanco con posibles casos de leuconiquia, por falta o déficit de zinc. Por todos es conocido que las uñas adoptan un tono azul violáceo por falta de oxígeno. Es por eso que normalmente, cuando nos van a someter a algún tipo de operación, los médicos quieren que vayamos con las uñas sin pintar, para poder ver nuestro nivel de oxígeno en ellas. Cierto es que podemos llevar uñas hechas de acrílico, gel o acrigel, pero siempre con producto transparente y así ellos pueden observar en cada momento los niveles de oxígeno en sangre.

Podemos observar en algunos casos líneas oscuras a lo largo de la placa ungueal. Normalmente se ven reflejadas en personas de piel oscura. Esto ocurre porque las células de la matriz producen más melanina de lo normal.

Si vemos estás líneas negras en personas de piel blanca, su causa puede ser por onicofagia, embarazo, psoriasis, síndrome del túnel carpiano, problemas de tiroides, medicamentos, etc. Podemos encontrarnos también alguna clienta con las uñas grises, esto nos estará advirtiendo de un uso excesivo de endurecedores con formaldehido en su composición o incluso puede tener la uña un poco amarilla y que la mezcla del azul por falta de oxígeno la torne a gris. Nos indicaría con ello una mala circulación en las manos. Pero vuelvo a repetir, si vemos cualquier anomalía, la mandamos a un médico que lo observe y, más tarde, con su aprobación, pondremos bellas sus uñas.

Uno de los problemas más comunes que tendremos en uñas enfermas es que no tendrán adhesión, se levantarán, provocando roturas y astillamientos, dando pie a posibles complicaciones que nos pueden dar dolores de cabeza. Pensad que si los cimientos de una nueva casa no están bien, se derrumbará o se caerá. Pues lo mismo pasará con nuestras uñas si no hay una base sana. Todo lo que no esté bien puesto o bien hecho nos dará problemas. Intentamos hacer bien las cosas desde primera hora para concienciar a nuestras clientas de que están en muy buenas manos. Llamamos profesionales a aquellas personas que hacen su trabajo como deben hacerlo. No es más profesional aquel que hace más rápido su trabajo o aquel que tiene más trabajo que otro. La profesionalidad se mide en el resultado perfecto, al igual que en la formación perfecta y, por supuesto, en la dedicación perfecta o amor por lo que hacemos.

Lo primero que vamos a explicar para que lo tengáis claro es la definición de anomalía y enfermedad.

Anomalía es un cambio o desviación de la norma. Enfermedad es cualquier estado donde haya un deterioro de la salud del organismo humano.

La diferencia es que la anomalía no tiene por qué suponer un perjuicio para la salud, mientras que en la enfermedad, esta última siempre se ve afectada.

Para definir muy bien las anomalías que nos podemos encontrar en nuestras uñas hay que diferenciar dos tipos: anomalías congénitas y anomalías adquiridas.

ANOMALÍAS CONGÉNITAS: son aquellas que nos dejan de herencia nuestros antepasados. Nacemos con ellas y podemos poner uñas sin miedo, siempre y cuando nos lo permitan sus condiciones. Las más comunes son:

— **Anoniquia:** es la ausencia de uñas. En su lugar, puede haber piel rosita o incluso como una especie de una dureza. Podemos poner y construir una uña sin problema alguno. Eso sí, dejándole claro a la clienta que al no haber tejido adherente no ofrecemos durabilidad.

— **Microniquia:** su nombre lo indica. Uñas de pequeño tamaño. Aquí el resultado de construir una uña sería más efectivo, porque en realidad sí hay uña. Sería una reconstrucción a causa de una uña pequeña.

— **Onicoheteropia:** localización fuera de lo normal, donde aparecen uñas en la zona palmar o plantar de la última falange o dedo pequeño.

— **Coiloniquia:** uñas llamadas comúnmente «de cuchara». Son uñas que tienen una curvatura totalmente invertida: en vez de hacia fuera es hacia dentro. Curvatura cóncava exageradamente hundida, dando la impresión de tener un agujero que, si cae líquido, se queda ahí retenido.

— **Platoniquia:** se define así a la uña que tiene la curvatura en disposición longitudinal en lugar de transversal. También se les llama en algunos casos, uñas garra.

— **Uñas de raqueta:** distrofia generalmente de las uñas de los pulgares, en la que aparecen más anchas de lo normal y sin curvatura, prácticamente planas. Se da por genética.

— **Uñas hipocráticas:** son conocidas también como dedos de tambor. Suponen una deformación de los dedos y de las uñas. Las falanges de los dedos están ensanchadas en forma de palillo de tambor. Las uñas varían de forma, pero no de color. Parecen bastante más gruesas. Es un problema de nacimiento, pero también puede ser a causa de problemas cardiorrespiratorios o circulatorios.

ANOMALÍAS ADQUIRIDAS: son las que nos suceden por causas circunstanciales, bien por factores externos o internos. Pueden ocurrir por diversas causas como bacterias, hongos, traumas, enfermedades, etc. Vamos a nombrar las más comunes; aquellas que nos encontraremos con más frecuencia en nuestros salones, para que así sepamos con seguridad qué debemos hacer cuando las tengamos delante.

— **Padrastros:** filamentos de epidermis que aparecen alrededor de nuestras uñas. La base suele estar inflamada y, por lo general, infectada por estafilococos.

— **Paroniquia:** también llamada uñero o panadizo. Es una infección que rodea a las uñas. Se inflama el pliegue ungueal con la pérdida de cutícula e incluso hay supuración.

— **Onicocriptosis:** es lo que comúnmente llamamos uña encarnada. Casi siempre se da en el dedo gordo del pie. Causa una pequeña inflamación a causa de que se clava la uña en el lecho y suele causar infección. Puede pasar por cortar excesivamente las uñas, por una curvatura muy pronunciada e incluso por usar zapatos muy apretados.

— **Onicotilomanía:** conducta repetitiva de arrancarse las uñas. No es comérselas, es arrancárselas.

— **Onicoquicia:** cuando la uña crece y en su borde libre aparece como separada en varias capitas. Suele aparecer cuando se abusa del agua caliente. La lámina ungueal se ablanda por el exceso de humedad, que suele recuperarse pronto y se seca de nuevo para volver a su estado natural. Pero cuando hay tantos cambios de temperatura, deja de haber adhesión entre las células de la uña.

— **Oniquia punteada:** cuando la uña tiene aspecto de dedal de coser. Son pequeñas depresiones punteadas que casi siempre son ocasionadas por algún foco de psoriasis o eczemas.

— **Onicomadesis:** desprendimiento o levantamiento de la lámina ungueal desde la matriz al borde libre. Se va desprendiendo la uña y debajo empieza a fabricarse otra. La mayoría de las veces es por traumas, dermopatías, drogas, virus, etc.

— **Onicomalacea:** uña blanda y adelgazada, que se dobla fácilmente. Color blanco azulado. Con distrofia rara. Indica una carencia de queratina y azufre.

— **Leoconiquia punteada:** manchas o estrías que se nos presentan en la uña. Normalmente, nos decían nuestras abuelas que nos salían por falta de calcio. Pues, quitándole la razón a nuestras amadas abuelas,

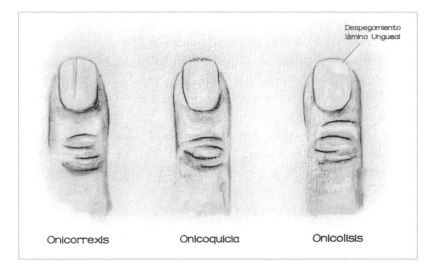

Despegamiento
lámina Ungueal

Onicorrexis          Onicoquicia          Onicolisis

no tiene nada que ver. Se debe, con frecuencia, a pequeños traumatismos en la matriz. Esta se encarga, como ya sabéis, de realizar la
queratización y, cuando se ve afectada por un golpe, la queratización
queda incompleta de manera que quedan retenidos en la uña gránu-
los de queratohialina que se representan en nuestras uñas como pequeñas manchitas blancas y que se van perdiendo conforme va creciendo la uña hacia el borde libre.

— **Leoconiquia total:** a diferencia de cuando es punteada, la leoconiquia total se presenta en toda la uña. Toda la lámina ungueal aparece
en blanco y, por lo general, más blandita. Se da en personas afectadas
de cirrosis o con un episodio de síndrome nefrítico. También he oído
hablar de que, en algunas ocasiones, se puede producir por envenenamiento de arsénico, enfermedad cardiaca y neumonía. A lo largo de mi
experiencia tengo que reconocer que nunca jamás he visto este caso.
No es muy común que esta anomalía adquirida la veamos en nuestros
salones, pero como es una variante de la leoconiquia punteada, que sí
que es habitual, me he visto en la necesidad de comentárosla también
para que la conozcáis y sepáis que existe. En esta anomalía no sería
adecuado poner por mucho tiempo uñas esculpidas, simplemente porque, como ya hemos indicado, nuestra lámina estaría muy blandita y
no habría adhesión suficiente para obtener un buen resultado.

— **Onicoquizia:** la uña se ve cada vez más fina en su borde libre. Crecimiento hasta el borde libre normal. La consecuencia es la separación de la superficie en finas capitas de la uña. Se abre como en dos.

— **Onicorrexis:** se presenta cuando aparecen en nuestro lecho estrías longitudinales e incluso se forman fisuras, pudiendo llegar a dividirse la uña en dos. El borde libre de estas láminas ungueales queda como aserrado. Aparecen en personas con determinadas dermatosis y por el contacto con sustancias químicas que atacan a la queratina y la destruyen. Normalmente clientas que he tenido con este problema quedan supercontentas cuando se llevan un recubrimiento en gel o acrílico que impide que se las enganchen con algo. Esas fisuras suelen ser muy dolorosas.

— **Onicolisis:** es la separación de la lámina ungueal del lecho ungueal, desde el borde libre hasta la matriz si no ponemos remedio. Se da en casos de alteraciones en la circulación como una hiperhidrosis o, lo que es lo mismo, un exceso de agua. Diversos traumas pueden iniciarla o agravarla. Según mi experiencia, toda aquella persona que haga ejercicio tipo tenis, fútbol, atletismo, etc. ejerce continuamente una presión y a la vez pequeños golpes en su uña que provienen de sus zapatillas. Esto hace que, poco a poco, su lámina vaya despegándose de su lecho y se creará una onicolisis. También suele pasar con zapatos demasiado estrechos o aquellos zapatos que no transpiran lo suficiente y con los que el pie suele sudar en exceso. Y, cómo no, puede ocurrir en nuestras manos si se realiza una manicura muy agresiva o simplemente nos damos un golpe importante. En este caso, deberemos tener muchísimo cuidado y control, pues en ese espacio que está despegado y en el que no hay adhesión, el agua, al ducharnos, lavarnos las manos o mojarlas se quedará estancada y producirá una pseudomona. Y os preguntaréis: ¿qué es una pseudomona? Pues nada más que el espacio y el ambiente ideal para que un hongo se reproduzca. Por eso, jamás podemos dejar ningún espacio levantado cuando trabajemos con nuestras uñas. Este tipo de anomalía es una de las más frecuentes que os vais a encontrar. Importante que acudan al podólogo si fuera necesario.

— **Líneas o surcos transversales de Beau:** surcos que surgen a raíz de la detención del crecimiento de la uña. Aparecen en la zona de la lúnula y se van adelantando a medida que la uña crece, hasta eliminarse por completo en el borde libre. Esta anomalía suele aparecer en traumatismos, enfermedades cutáneas o alteraciones psíquicas. Accidentes graves, cirugías, desnutrición, dietas, diabetes no controlada, etc. Cuando en nuestra vida cotidiana nos suele traumatizar algo que hemos visto o nos ha pasado, se detiene el crecimiento hasta que de nuevo arranca a crecer. Os encontraréis a muchas clientas que tengan estos surcos ya que, por desgracia, vivimos apresuradamente y con problemas diarios. Estas líneas suelen ser una señal de que nuestro cuerpo está curándose de algo que nos ha sucedido, la energía va hacia otro lado y no a la fabricación de la uña. Debemos tener mucho cuidado porque en estas líneas la placa ungueal es muy finita y las infecciones por hongos o patógenos pueden aparecer. Se pueden presentar también después de una enfermedad, durante la quimioterapia y cuando nuestra alimentación carece de nutrientes. Siempre aparecerán por problemas internos, no externos, y debemos procurar no limarla pues haríamos bastante daño a la uña. Esta anomalía os la encontraréis mucho en vuestras manicuras.

— **Hematoma subungueal:** es un coágulo de sangre que desaparecerá conforme vaya creciendo la uña. Puede tardar hasta meses en desaparecer, ya que la capacidad de reabsorción de los capilares del lecho es escasa por su finura. Su causa son los traumatismos y en ocasiones se retirará la sangre, provocando una perforación en la placa.

— **Síndrome de uña amarilla:** tono amarillento en la base de la uña. Estas uñas, por lo general, no cuentan con la suficiente cutícula, crecen muy lentamente y se encuentran muy flojas y la mayoría con onicolisis. Suele relacionarse con trastornos pulmonares y con linfedemas.

— **Onicogriposis:** hipertrofia o deformación de la lámina ungueal que ataca a una o a todas las uñas de nuestras manos o pies. La uña más afectada, que normalmente es la del dedo gordo del pie, se deforma, se hace opaca, blanquecina, se oscurece, aumenta su espesor y longitud, y se parece a una garra de animal. Las causas más comunes de esta anomalía son los traumatismos repetidos y las dermatosis generales.

— **Uñas quebradizas:** uñas que muy comúnmente se astillan, se rompen o se parten. Crecen muy lentamente y están tan débiles que, a lo largo de su crecimiento, se quiebran. Se presentan en personas con bajos niveles de zinc y hierro. Aparecen también en personas con problemas de tiroides y, sobre todo, no dejan de ser comunes en las personas mayores, debido al envejecimiento. Estas no son flexibles y se rompen a lo ancho de la uña. No deberíamos usar ningún tipo de endurecedor en estas uñas, y, si lo hacemos, deberíamos hacerlo solo por un tiempo determinado, pues normalmente estos llevan formaldehido y reducen la flexibilidad. Mejor usar aceite de cutícula y preferiblemente caliente. Los aceites de cutícula más recomendables son los de aguacate, aceite de coco y aceite de jojoba. Este último es muy bueno para proteger a la superficie de nuestra uña y la piel de alrededor, ayudando así a evitar que sol y oxígeno hagan reacciones químicas y decoloren la uña y la debiliten. Además, el aceite de jojoba en su composición tiene las moléculas alargadas en vez de redondas y grandes, lo que ayuda a que penetre más fácilmente el tocoferol que contiene en nuestras uñas. Los aceites naturales son idóneos para mezclarlos con vitamina E o tocoferol (aunque algunos ya tienen este componente) para impregnar la superficie y así protegerla. Cualquier aceite de cutícula en cuya etiqueta de composición aparezcan ingredientes como la vitamina E y el aceite de jojoba será extremadamente bueno. Por una parte, la vitamina E ayuda al recubrimiento de la placa, pues nunca penetra, se queda en la superficie, lo que aporta muchos beneficios a la uña y, por otro lado, el tocoferol del aceite de jojoba es un potente antienvejecimiento, pues actúa sobre los radicales libres destruyéndolos para que no afecten a nuestra piel. Incluso el tocoferol hará que los aceites no se pongan rancios.

— **Onicomicosis:** se llama así a la uña que se ve afectada por un hongo. La palabra *onico* en latín es uña y *micosis* es hongo. Los hongos afectan a la lámina y a los tejidos periungueales. Los hongos que crecen en nuestras uñas son aquellos que tienen predilección por la queratina y se alimentan de ella. Estos son los llamados dermatofitos. Sabemos que los hongos propios de las uñas van buscando, sobre todo, calor y oscuridad. Si somos conscientes de que tenemos una afección por hongos, vamos a impedir que estén a gustito y vamos a retirarles aquello que les gusta. Pero, sobre todo, debemos pedir cita con un dermatólogo o podólogo que nos haga un diagnóstico certero y así tratarlo eficazmente para que desaparezca lo antes posible.

Debemos tener especialmente cuidado cuando sufrimos de una onicolisis o levantamiento de la lámina del lecho, ya que por aquí se puede introducir agua y producir humedad. En esta humedad se creará una pseudomona. Esta se caracteriza por ser una mancha de color verde. El color verde se debe a unas bacterias que producen ese pigmento y que normalmente aparecen en lugares húmedos que proporcionan, a su vez, el ambiente idóneo que necesita un hongo para desarrollarse. Puede causar infección leve o moderada, dependiendo del sistema inmune de cada persona. Esto quiere decir que si en una mancha de humedad no hay organismo fúngico, no tiene por qué haber infección. La mancha verde o moho no come queratina, ni hace daño, solo será eso, una mancha de humedad, pero sí comerá las sustancias que libera la uña al descomponerse y desmoronarse. Cierto es que siempre que hay una infección por hongos también suele haber restos de moho. Hay más de millón y medio de hongos, aunque solo unos trescientos aproximadamente son los que realmente hacen daño a nuestro organismo. Solo profesionales adecuados, como es el personal médico, podrán diferenciar de qué hongo se trata, ya que son muy difíciles de diagnosticar.

Es infinitamente más común una infección micótica en pies que en manos. Posiblemente, por los daños de onicolisis o levantamiento de placa ungueal debido a los zapatos apretados, por la humedad y por la oscuridad. El hongo actúa sutilmente y sabe perfectamente dónde será más fácil su reproducción. Si nuestra placa ungueal tiene algún tipo de daño, al estar más débil, atacará. En las personas más mayores, su expansión será más rápida, ya que tanto la circulación sanguínea como el crecimiento de la uña serán más lentos, y, si la persona padece diabetes, ya es más que beneficioso, pues la diabetes disminuye nuestras defensas y nuestro sistema inmune. Por lo que, muchísimo cuidado con nuestros mayores.

A la hora de erradicar ese hongo, seguramente el médico os mandará un tratamiento idóneo para hacerlo. Lo más común en estos casos es que os prescriban un medicamento por vía oral. No quiero decir que lo que pongamos en la placa no sea efectivo, ni mucho menos, pero sí es verdad que, si una uña está demasiado afectada y además es la de algún dedo del pie, es más complicado llegar al interior de las placas de la uña, ya que, por culpa de según qué hongos, nuestras uñas se verán afectadas con un engrosamiento de las capas y esto hará que dificulte el acceso del medicamento a las zonas afectadas. Aparte, también he de recordar que nuestras uñas tienen una buena barrera y no es tan fácil que un producto o medicamento penetre. Nuestras uñas se engrosarán porque los hongos se van comiendo nuestra queratina y las placas se van deshaciendo y separando entre sí. Esto ocurre porque el espacio entre capa y capa de queratina comienza a ser colonizado por miles de organismos y bacterias que causan la impresión de que nuestras uñas son más gordas o gruesas. Se verán muy gordas, pero en cuanto se tocan vemos cómo se desmoronan, se hacen como arenilla. Esto es señal de que nuestro invasor ya ha ganado bastante terreno.

Hay varias señales que nos pueden avisar de la presencia de un hongo en nuestras uñas de los pies. Debemos prestar especial atención al olor que desprenden algunas uñas al limarlas, ya que en estos casos despiden un hedor generalmente muy desagradable muy fácil de identificar. Otra señal que nos alerta de un nuevo visitante es la aparición de unas manchitas blancas en nuestra placa que normalmente se quitan al limarlas. A este hongo como tal se le conoce como WSO (la W es por su color blanco, la S es porque aparece a nivel superficial y la O por onicomicosis).

Hay hongos que, como ya sabéis, atacan a nuestras uñas, piel y cabello, a la queratina en sí, los llamados dermatofitos. También, aparte de afectar a nuestra placa ungueal, estos hongos pueden dañar nuestra matriz. Aparecen en la lúnula y terminan infectando la matriz. De esta forma, fastidian nuestra cadena de queratización y entorpecen la salud de nuestras uñas.

Como pie de atleta se conoce a otro tipo de hongo que hace que te pique, te queme y sufras descamación en la zona que hay entre los dedos de los pies. Al hacer ejercicio, sudará y se hinchará, por lo que se tendrá que usar un número de zapato más.

Vamos a intentar evitar, por todos los medios, que se reproduzca algún tipo de hongo en nuestras uñas. Para ello tomaremos medidas como, cuando nos lavemos manos y pies, secarlas muy bien para que no quede humedad. Vamos a mantener también nuestros zapatos bien limpios y los iremos alternando con otros, para así ir aireándolos. Si nuestros pies son propensos a tener mucha humedad y a sudar bastante, nos aseguraremos de echarnos polvos fungicidas para mantenerlos secos. Nunca andaremos descalzos en zonas comunes o sitios públicos, como piscinas, duchas, campings, saunas, etc. En nuestro salón realizaremos una limpieza y desinfección entre clienta y clienta y procuraremos no usar nunca las mismas limas para todas. Pero, si decidiéramos reutilizarlas, debemos desinfectarlas antes de cada uso. Esterilizaremos cualquier instrumento que usemos con ellas. Tranquilos a la hora de usar los esmaltes entre unas y otras. Los hongos no se pueden trasmitir o pegar por usar el mismo esmalte que ha usado una clienta con hongos. Primero porque la composición del esmalte no incluye agua y un hongo sin agua no puede vivir, y segundo, los solventes que llevan los esmaltes rompen cualquier barrera celular. De todas maneras, solo por ética no deberíamos usarlo si sabemos con seguridad que padece onicomicosis. Otro servicio que debemos saber realizar muy bien es el baño de parafina. Este debe ser de un solo uso. Se debe usar y tirar, ya que la parafina sucia lleva agua entre sus componentes y solo así podrían vivir y desarrollarse los hongos. Siempre es fundamental lavarse las manos antes y después de estos y, por supuesto, y como último consejo, si vemos alguna anomalía en nuestras uñas o en las de nuestras clientas, ya sean de las manos o de los pies, lo recomendable es acudir de inmediato a un médico para que paute el tratamiento idóneo.

— **Distrofia canaliforme de Heller o distrofia ungueal medial:** pequeñas grietas que salen en el centro de la lúnula y que van extendiéndose hacia el borde libre, siempre lateralmente, produciéndose como la silueta de un abeto invertido. Es más común en los pulgares. Suele pasar por defectos de desarrollo de la matriz, aunque también pueden producirse por algún trauma. Podemos confundir su patología con el liquen plano, artritis y otro tipo de anomalías que se representan con surcos longitudinales. La mayoría de los casos no tienen cura, pueden mejorar, pero esa distrofia siempre estará ya ahí.

— **Melanoniquia:** líneas oscuras longitudinales que hacen que, en una vista total de la uña, esta se vea muy oscura. Lo suelen padecer las personas de piel oscura e incluso en ocasiones ese tono puede incluso sobrepasar la zona ungueal y verse reflejado en zona de cutícula (signo de Hutchinson). No deja de ser un exceso de queratina. En Latinoamérica se ven muchos de estos casos. Pero sí es verdad que debemos mandar a la clienta al médico pues, en algunos casos, puede ser por un aumento de melanocitos y hay que saber por qué es causado. No debemos poner uña. Hay que derivarla al médico siempre.

— **Hemorragias en astilla:** pequeñas líneas longitudinales que se ven debajo de nuestras uñas y cuyo color irá de rojo a negro. Son rupturas de los capilares, es sangre. Puede ser causado por síntomas de enfermedades como una endocarditis infecciosa, por traumatismos y por ciertos medicamentos (hormonales). En personas con psoriasis, los focos de la enfermedad no estabilizados es probable que se vean reflejados en sus uñas con onicolisis y hemorragias distales en astilla.

— **Hiperqueratosis:** es debido a una queratinización anormal del lecho ungueal distal y del hiponiquio. Visualmente se verán como la piel engrosada con una especie de escamas, normalmente en la zona del borde libre. Las causas más comunes de este tipo de anomalía son la psoriasis, onicomicosis, traumas y eccema o verrugas.

— **Liquen plano:** es un proceso inflamatorio desconocido que afecta a la piel, mucosas, folículos y uñas. Se produce en edades ya avanzadas y generalmente se ven afectadas la mayoría de las uñas. Según la zona dañada se representará de una manera o de otra. El liquen plano en matriz se verá representado con unos surcos longitudinales, se afinará la placa ungueal, puede haber incluso fisuras e hiperpigmentación proximal y melanoniquia. El liquen plano en lecho puede verse representado por onicolisis e hiperpigmentación. El liquen plano se trata normalmente con corticoides, pero siempre y cuando lo prescriba nuestro médico, pues solo nos puede diagnosticar esta anomalía nuestro médico después de hacernos las pruebas oportunas.

— **Acropaquía:** aumento de la masa distal del dedo, de su diámetro trasversal y longitudinal del arco de la uña. Normalmente, se da en todos los dedos de la mano a la vez, pero también cabe la posibilidad de que pase solo en los dedos pulgares. Es una anomalía que comienza sutilmente y sin apenas darnos cuenta pues no causa ningún tipo de dolor. Va casi siempre acompañada de episodios de neumonía, insuficiencia cardiaca o cardiopatías congénitas.

— **Uñas mitad y mitad:** uñas que tienen color blanquecino en la parte proximal y la otra mitad trasparente. Estas uñas aparecen en pacientes con insuficiencia renal crónica.

— **Signo de la gota de aceite:** aparece una mancha de apariencia leitosa y casi sin definir en la placa de la uña. Puede aparecer en personas con pequeños brotes de psoriasis. Afecta a una o a varias uñas. Lo importante es saber detectarla y derivarla a su médico para que le haga un estudio.

— **Líneas blancas (líneas de Muercke y líneas de Mees):** se presentan en las placas ungueales como una o dos líneas blancas transversales. Pueden aparecer como consecuencia de una quimioterapia, radioterapia o envenenamiento. Nos puede confundir también con una variante de leuconiquia.

— **Hiperhidrosis o diaforesis:** consiste en una sudoración excesiva de las manos, sobre todo en las palmas. Es una manera que tiene nuestro cuerpo para enfriarse. Suda y así se enfría. Por lo general, las personas que sufren de esta anomalía tienden a tener las uñas muy flexibles y blanditas, por el exceso de agua en la placa. Nuestras uñas normalmente poseen de agua un 15 % y, sin embargo, con diaforesis llegan a alcanzar hasta un 25 %. Lo malo es que esa agua circula entre las, aproximadamente, 50 capas que posee nuestra uña, las cuales van perdiendo grosor a causa de la humedad constante. A consecuencia de ello, se incrementa su flexibilidad, y llegan, incluso, a cambiar de forma. Es por eso que tendremos especial cuidado con las personas que la sufran a la hora de ponerles uñas esculpidas, ya que, si taponamos esos canales de agua, efectuarán como una especie de presión y, posiblemente, se levante el producto. Les recomendaremos que se pongan mucho aceite, les irá bastante bien.

— **Onicofagia:** es la acción de comerse las uñas, que da como resultado unas uñas mordidas.

Como veis hay una infinidad de anomalías adquiridas que se os pueden presentar en vuestro trabajo. Algunas son más comunes que otras. Siempre tened en cuenta que, si hay algo que se os escapa o que no sabéis identificar, no os pilléis los dedos, derivadla siempre a su médico, será el especialista idóneo para saber qué tipo de trastorno padece. No debemos tocar aquello que no esté dentro de nuestro alcance.

Hemos hablado de las anomalías que debéis conocer a la hora de trabajar con vuestra clienta, pero es igual de importante ser consciente de los riesgos y enfermedades que podemos contraer nosotros en el desempeño de nuestra profesión.

Nosotros, los manicuristas, onicotécnicos o como os guste llamarnos, estamos continuamente en contacto con productos químicos con mucho potencial de emitir vapores y de ocasionar reacciones al contacto, lo cual puede acarrearnos enfermedades como dermatitis o dermatosis profesional, que son aquellas que causan condiciones patológicas en la piel debido a factores del medio laboral que actúan como causa directa; en este caso nuestros productos.

La dermatosis se produce por el contacto directo de nuestra piel con determinadas sustancias y tiene como consecuencia una pronunciada sequedad en nuestras manos, la descamación e, incluso, una pequeña quemazón y sus posteriores heridas. Si se abusa de la exposición de nuestra piel a diferentes sustancias, corremos el riesgo de que nos venga una alergia por contacto. Esa alergia no dejaría de ser una dermatitis, y esa dermatitis podría ser por contacto o por una dermatitis irritativa. Esa alergia por contacto puede ser aguda o crónica. Si es aguda, dentro de lo posible la podríamos controlar y en un par de semanas o tres ya la tendríamos controlada (siempre y cuando dejásemos de usar algunos productos). Pero si fuera crónica, sería una gran putada y, disculpadme por la expresión, pero el problema sería bastante importante, pues tendríais que dejar de trabajar en este mundo que tanto nos apasiona. Lamentablemente, a lo largo de mi carrera he podido ver cómo compañeros míos han sufrido por un problema así y he sentido la pena que desprendían al saber que ya no se podían dedicar a lo que más les gusta. Pensad que podían haber evitado ese conflicto y no han sabido hacerlo. Pero es cierto que antes, hace unos años, no teníamos las enseñanzas que tenemos ahora y no teníamos idea de muchas cosas que sí que conocemos ahora. Las alergias son muy jodidas, vienen sin avisar y aparecen de un día para otro. Y, si somos realistas, ya es muy difícil que desaparezcan, tendrás épocas en las que te dé más flojito y otras épocas en las que te afecte más, pero, en definitiva, es un rollo. Siempre debemos trabajar en buenas condiciones, con algunas pautas y normas, para evitar tener problemas futuros irreversibles.

Los que trabajamos en el mundo de las uñas debemos tener especial cuidado con los productos que usamos y con su manipulación. Normalmente, las alergias aparecen de forma repentina y se presentan como una dermatitis por contacto. El 80 % de las dermatitis por contacto están producidas por sustancias que usamos a diario, generalmente vinculadas a los productos de cosmética. Ejemplo de estos son los parabenos, que ejercen la función de conservantes, los alcoholes, el formaldehido o el mercurio. Por lo que, ahora que ya somos conscientes del riesgo que entrañan los productos con los que trabajamos las uñas, evitaremos tocarlos. Debemos tener más precaución a la hora de manipular nuestro monómero. El monómero, aunque luego lo estudiaremos más profundamente, es una de las sustancias a las que hemos de tenerle más respeto. No todas las sustancias pueden causar alergias. El agua y la acetona no las causan. El monómero puede causarlas, si se utiliza mal o por un contacto prolongado y repetido en la piel. Este concretamente contiene ethil de metacrilato. Antiguamente el monómero llevaba un componente que era un poquito más potente llamado methil de metacrilato, pero después de varios estudios que demostraron que el methil de metacrilato a grandes exposiciones podría ser dañino para la salud. A partir de entonces es cuando empezaron a crear monómeros con ethil de metacrilato, un pelín más flojito en su formulación, pero infinitamente mejor para nosotros.

Si observamos las etiquetas de nuestros productos de uñas, absolutamente todos llevan acetatos en su composición. De acrilato debe tener lo mínimo. Será importante el orden que tengan en la etiqueta. El primer componente será el que tenga en más cantidad y volumen y será el más peligroso. Cuidado con el formaldehido y el hema. Es por eso que debemos trabajarlos con cuidado para no saturar nuestro cuerpo de ellos y evitar que nos cause algún tipo de alergia. Al igual que no debemos pasar por alto nunca a una clienta que nos dice que ha empezado a notar una especie de picazón. Si esto ocurre, estaremos alerta y, si fuera necesario, retiraríamos el producto que le pusimos.

Es por esto de las alergias que debemos trabajar con productos de muy buena calidad. Hay productos que en su formulación tienen muchos acrilatos, demasiados quizás. A la hora de resistencia y fijación a nuestra uña irán de maravilla, pero para nuestra salud no son muy favorables. Sabed que, nuestro cuerpo tiene memoria e irá rechazando aquello que no es bueno para él. En principio, lo que produce alergia es algo natural (pelo del gato, níquel, látex, ácaros, abejas, polvo, etc.). La naturaleza entraña ciertos peligros y nuestro sistema inmune está preparado para combatirlos. Pero, si nos surge una alergia a un producto de uñas, es porque durante un tiempo hemos estado engañando a nuestro cuerpo, que no reconocía como amenaza a ese producto sintético, que se ha ido acumulando. Por eso, cuando por fin surge la reacción, lo hace de forma muy severa. Nadie es alérgico a un producto, es alérgico a uno de sus ingredientes. Los productos de las uñas son muy diferentes, pero a menudo comparten ingredientes. Cuando se es alérgico a un ingrediente, será de por vida. Casi siempre los culpables de nuestras alergias son los conservantes, el hema y las fragancias que añaden a los productos. Lo que causa la alergia se llama alérgeno, se trata de un componente que nos provoca una reacción. La alergia no siempre se presenta en el lugar de contacto con el producto. Pueden aparecer síntomas como picazón en los ojos, dolor de garganta, tos, dolor de cabeza, etc. Nuestro sistema inmune nunca olvida. Como dice mi amigo Doug, «Nuestro sistema inmune tiene un gran ejército de soldados, detectives, vigilantes y asesinos que están constantemente vigilando por si ocurre algo inesperado». Actúa como si ese agente fuera su enemigo y refuerza su defensa cuando ya ha eliminado a su enemigo. Es la llamada repuesta inmune. Tenéis que saber que nuestro organismo tiene dos sistemas inmunes, uno exterior y otro interior. El que nos protegerá de todos los productos de uñas, en este caso, será el exterior, que está en nuestra piel. Importantísimo usar un producto de buena calidad y, por supuesto, trabajarlo adecuadamente. Podemos evitar las alergias fácilmente si hacemos un uso correcto de nuestro material de trabajo. Os proporcionaré algunos consejos importantes para evitar alergias futuras:

— No mezclar productos de distintas casas. Nos fijaremos en que estén formulados en la misma fábrica y así sabremos que son compatibles entre sí.

— Cuando trabajemos con el acrílico, emplearemos la técnica de la perla perfecta, la cual debemos saber utilizar muy bien.

— Intentaremos, en todo momento, tocar lo menos posible el polvo de limaduras o polvos frescos.

— Evitaremos tocar con nuestras manos monómeros y geles.

— Necesitamos que la lámpara que empleemos seque o cure a la perfección. Si no lo hace corremos los riesgos derivados de una larga exposición del producto húmedo en la uña.

Otro problemilla que nos podemos encontrar, y que nos puede arruinar un poco nuestro negocio es que nos contagiemos con una infección micótica u hongos. La infección por hongos es algo que siempre deberemos tener presente en nuestro salón y es por ello que trabajaremos con las medidas adecuadas para que reine una limpieza exhaustiva, que nos mantenga a salvo de los microorganismos perjudiciales durante nuestros servicios.

Uno de los consejos que desde aquí os puedo ofrecer para que no corráis ningún riesgo es que trabajéis con un buen protocolo. Lo primero es usar guantes con cada una de las clientas que entren en vuestro salón, ya sea para manicura o pedicura. Y, por supuestísimo, entre una clienta y otra, cambio de guantes y lavado de manos. Lo segundo (a lo que ya estamos habituados gracias a la pandemia de la COVID-19) es que usemos mascarilla.

Algo fundamental en un buen protocolo es la manera de limpiar, desinfectar y esterilizar nuestras herramientas de trabajo, ya que en ocasiones estas servirán como vehículos (llamados cuerpos huésped) de los microorganismos entre una clienta y otra. Y no solo de hongos, sino también de todo tipo de agentes infecciosos.

Dada la importancia del tema en nuestro trabajo, más adelante le dedicaré en exclusiva un apartado, llamado Desinfección y esterilización.

No quiero dejar en el olvido a aquellas clientas que tienen una enfermedad genética bastante común en nuestros días y que puede traernos problemas a la hora de trabajar con sus uñas… Hablo de la psoriasis.

La psoriasis es una enfermedad de la piel caracterizada por la aparición de unas manchitas rojas, ásperas y que suelen picar. También es conocida como *reacción Koebner*. Es una reacción cutánea. No es contagiosa, por lo que no se puede trasmitir, pero no tiene cura. Viene y va, con más o menos intensidad, dependiendo del brote. El estrés en esta, como en muchas otras enfermedades, no ayuda. Se ha de tener cuidado porque esta reacción crea daños en la piel, y la hace muchísimo más sensible y vulnerable a infecciones. Los brotes pueden aparecer en cualquier parte del cuerpo: manos, pies, rodillas, codos, cuero cabelludo, etc. Y cómo no, también puede aparecer en las uñas. Es por eso que debemos prestar especial atención a una persona que tenga psoriasis. Lo adecuado, si viene una clienta nueva, es hacerle una breve anamnesis para conocer su historial médico.

Te explicaré ahora cómo reconocer una uña con brote psoriásico:

— Puede presentar los conocidos como «parches de salmón»: una decoloración en el lecho ungueal con el aspecto de una gota de aceite.

— También es frecuente la onicolisis o levantamiento del lecho en el hiponiquio.

— La placa ungueal puede estar especialmente áspera, como si la hubiésemos limado.

— Son habituales también las pequeñas hemorragias en astilla. Aparecerán como unas rayitas negras en las uñas que no son otra cosa que pequeños capilares rotos debajo de la uña.

— Es posible que la placa de la uña cambie de color: de rosita puede pasar a color verde claro, amarillo o marrón.

— También ocurre, a veces, que la placa ungueal empieza a desmoronarse hasta llegar a caerse.

— Síntoma de esta patología son también los hoyitos en la uña, que la dotan de un aspecto similar a un dedal de la costura. La lúnula puede enrojecerse y las pieles de alrededor pueden verse afectadas e hinchadas.

Pero también debes saber que no hay inconveniente para ponerle uñas esculpidas. Sí es cierto que, quizás, le duren menos. Como precaución, cortaremos su uña natural muy corta y siempre recta. Asimismo, se ha de tener en cuenta que la aparición de un brote de psoriasis en cualquier momento tras la manicura puede estropearla. Si a nuestra clienta con psoriasis le hacemos una herida, hay que cubrirla de inmediato para evitar que se inicie una reacción.

Como recomendación para el mantenimiento de la manicura, le diremos a nuestra clienta que se ponga mucho aceite de cutícula y crema de manos para evitar la sequedad y su consecuente picor.

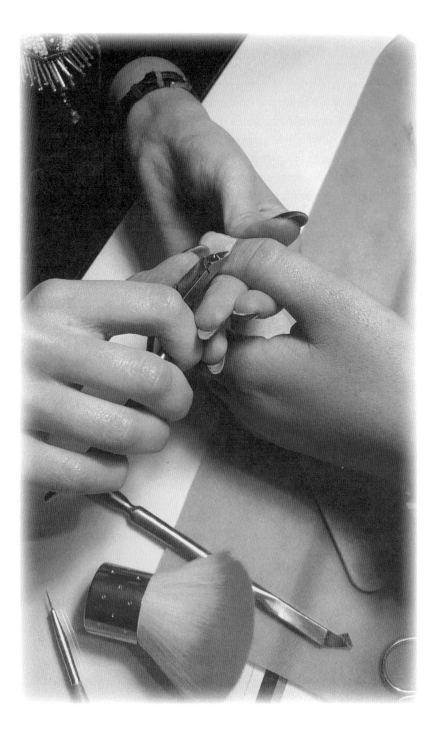

# CAPÍTULO 4

# Tipos de manicuras

Las funciones del manicurista, tal y como su propio nombre indica, abarcan todo lo relacionado con la belleza de las manos. Nuestra misión será la de embellecer las manos a nuestras clientas. Tenemos que agradecer la cantidad de enseñanzas y costumbres que nos han legado, a lo largo de los tiempos, los que nos han precedido en esta profesión.

## La manicura japonesa

El primer lugar que me cautivó de una manera especial, por su cultura y sus rituales de manicura, fue Japón. Desde hace muchísimos años, las geishas, reconocidas en el mundo entero por su delicadeza y su obsesión por la belleza, deleitan a sus clientes con su arte. Eran verdaderas artistas, mujeres que desde pequeñas eran enseñadas y preparadas para ocupar ese puesto. Eran y son realmente misteriosas. No son prostitutas, aunque algunas personas así lo crean, simplemente se autoconsideran unas seductoras natas y, solo si ellas quieren, tendrán relaciones con sus clientes. Son muy selectivas, pueden permitirse el lujo de serlo. Con todo esto que ya conocemos de ellas, no me extraña que fueran únicas también en sus rituales de belleza de manos. Su delicadeza se trasmitía con todo su esplendor en el cuidado hacia la cutícula. Trataban con especial dulzura esta parte de la uña, tan importante para un sano crecimiento, cosa que, como grandes embajadoras del conocimiento, sabían. La manicura japonesa es una de las manicuras más sensuales que hay. Se puede decir que es una manicura spa. Como ya os he comentado, se trabaja muchísimo la cutícula y su futura regeneración. Con sus masajes y aromas te trasportan a su país de origen y hacen que se sienta una realmente cuidada y en paz. Es muy gratificante.

## La manicura brasileña
Nos la dieron a conocer nativos de Brasil que llegaron a nuestras tierras a enseñarnos sus costumbres. En esta manicura en concreto, a pesar de que se usan los mismos utensilios que en las otras, se observa una particularidad: se emplean guantes, pero no guantes para nosotras, las manicuristas, sino para nuestras clientas. Estos guantes vienen cerrados en una bolsita y están impregnados de una crema revitalizante o nutritiva que va tratando tu piel y haciendo un efecto sauna, mientras trabajamos las uñas. Y pensaréis… ¿Cómo vamos a trabajar las uñas si tienen los guantes puestos? Muy fácil, le cortamos la parte de las uñas a los dedos de los guantes. Es verdad que tenemos que tocar las uñas lo menos posible, para no ensuciarlas mucho con la crema, aunque siempre es mejor limpiarlas muy bien cuando estén listas para el maquillaje.

## La manicura italiana
Esta manicura es menos conocida, pero no por eso menos bonita. A la hora de realizarla se sigue exactamente el mismo protocolo que en el resto, pero destaca por su decoración. Se caracteriza, sobre todo, por una base en colores *nude* y por un centro desde el cual sale una línea gruesa (predominantemente de color blanco) o varias líneas finas, en diagonal, que llegan hasta el borde libre formando casi siempre un triángulo. Es decir, no tiene línea de sonrisa. Tiene líneas diagonales que a veces son tan gruesas que pueden formar triángulos. Con esta manicura estilizaremos mucho los dedos. Se verán mucho más delgadas las manos y tendrán un aspecto realmente elegante. De ahí, cómo

no, su nombre. De todos es sabida la elegancia que se respira en nuestra querida Italia.

## La manicura spa

Es una de las más bellas y relajantes manicuras. El objetivo de esta en concreto, aparte de embellecer uñas y manos, es el de mimar y relajar a la más exigente de nuestras clientas. Dicha manicura es, hoy por hoy, una de las más demandadas, pues en ella se nos ayuda a relajar todos los sentidos, desde el borde libre de nuestras uñas hasta el hombro, recorriendo nuestra mano, antebrazo, brazo y hombro en algunos casos. Juegan al máximo con rituales de aromaterapia y fototerapia, acompañados de masajes realizados a la perfección, para conseguir una relajación total de la persona que está recibiendo este tratamiento. No es la más económica de las manicuras, pero teniendo en cuenta que, en los tiempos que corren, todos necesitamos en alguna ocasión desconectar del mundo y mimar nuestro cuerpo y mente, ¿quién no paga lo que haga falta por ese ratito, donde se paran nuestros problemas y se recrean nuestros sentidos?

Los salones o centros de spa son, por regla general, locales de gran superficie donde se practican todo tipo de tratamientos y en los cuales juegan un papel muy importante los aceites esenciales, el agua, las luces, el calor, las velas, etc. Es primordial un ambiente acogedor y poco ruidoso. Predomina la música instrumental o zen, aquella que tiene como protagonistas a los sonidos de la naturaleza, como cascadas, cantos de pajaritos o incluso el ruido de una tormenta en la lejanía, que invitan a la serenidad y a la relajación.

## La manicura francesa

Como su nombre indica nació en Francia, concretamente en París, en 1975. La primera vez que se vio fue en los desfiles de moda parisina y nos la presentó la marca de esmaltes mundialmente conocida Orly de la mano de su fundador, Jeff Pink. Dicen que fue creada para los rodajes de cine y para aquellas actrices que, entre escena y escena, no paraban de cambiar el color de sus uñas para que fueran acordes con sus vestimentas. Así pues, a este hombre se le ocurrió la gran idea de crear un tipo de manicura que siempre acompañara de manera elegante a toda diva de la gran pantalla. Dicha manicura consistía en aplicar una línea blanca en el borde libre de la uña y cubrirla con un brillo, dejando apreciar por completo el color natural de las uñas. Así, de esta manera tan sutil y glamurosa, triunfó esta manicura. Cierto es que a lo largo de los años han ido apareciendo otras formas de aplicar el color, pero siempre predomina la dulzura y lo liviano de la sonrisa blanca.

Dentro de esta manicura podemos incluir lo que antiguamente conocían como manicura americana pintada. Es una manera diferente de combinar el orden de los colores de base de la uña. Quiero decir que, si en la manicura francesa el orden es brillo o *nudes* y luego se pinta la punta encima en blanco, la americana cambia el orden, primero se pinta el blanco en punta o borde libre de la uña y luego rosa o *nudes* en la base. Con este orden de producto el tono blanco adoptará sutilmente un tono rosita clarito.

Fijaos si es tan reconocida la manicura francesa que en las competiciones de uñas de todo el mundo hay una categoría denominada French Manicure, donde se compite por la mejor aplicación de esta técnica y donde se evaluará su sonrisa, su limpieza, su equilibrio, su brillo y demás. Realmente es muy bella esta técnica.

Después, con el tiempo, han surgido otras maneras de diseñarla, pero siempre caracterizada por un color muy sutil, con tonos siempre *nudes* en la base y, en la zona del borde libre, el color blanco. Ahora es muy escuchada la variante conocida como *baby boomer*, donde aparece la unión de los dos tonos con un muy ligero degradado. Esta decoración en uña tiene la característica de que no se debe apreciar, en ningún punto, el corte entre los dos tonos. Siempre y cuando esta decoración sea pintada, se utilizarán pinceles para técnicas *ombre* e incluso hay quien lo hace con esponjas que difuminan el producto (gel *paint*, esmalte semipermanente, gel, etc.). Este tipo de manicura llamada *baby boomer* se ha podido ver reflejada en los últimos años también como una categoría más en los campeonatos nacionales e internacionales de uñas.

## La manicura Ruffin

Comparte también el protocolo de preparación y limpieza con todas las demás, pero con una variante: al igual que la manicura francesa, se realizará en dos tonos de colores, pero el blanco se sustituye por cualquier tono de color, ya sea rojo, azul, amarillo, negro, rosa, verde, etc.

## La manicura balinesa

Esta manicura es una verdadera pasada. Es una manicura en la que destacan sus baños en leche de coco. Un beneficioso servicio que se termina con un secado propiciado con envolturas de toallas calientes. Un verdadero placer para los sentidos.

## La manicura rusa

Es la más nombrada en los últimos años. Es una de las manicuras más delicadas que hay, pues la persona que la haga debe tener muy buen manejo del torno, tener bastante experiencia con él y con sus fresas o brocas. Otra virtud que ha de tener aquella persona que la realice es la paciencia. Es una manicura muy precisa y primorosa, de ahí que sea tan lenta. Debemos tomarnos nuestro tiempo, pues tocamos muchas partes de la uña, incluyendo la cutícula y, más delicada aún, la matriz. Para ello, hemos de tener las nociones de anatomía de la uña muy claras. Es peligrosa si no sabemos hasta dónde tenemos que llegar. Yo realmente he visto verdaderas masacres y daños irreversibles a consecuencia de una manicura rusa mal ejecutada. Se producen muchos estropicios si la velocidad, presión o fresas no son las adecuadas. Cada fresa o punta tiene su función con su velocidad determinada, su grosor adecuado y su dirección correcta.

La característica principal de esta manicura es la de la limpieza de pieles: pliegues ungueales, pliegues laterales, durezas, cutículas, uñeros, padrastros, pterigion, etc. La uña queda totalmente limpia de todo. Luego, como complemento, se les puede hacer *capping* (relleno y autonivel con base Rubber) o se hace un buen maquillaje con *soak off* (esmalte semipermanente).

Existe una variante de manicura rusa que es la manicura rusa combinada. La finalidad es la misma, pero los utensilios o herramientas que usamos son diferentes. Se usan fresas y tijeras o alicates de pieles. Con la manicura rusa supuestamente solo se usan fresas. Más adelante hablaremos más profundamente de esta manicura; esta técnica lo merece. Pero creo realmente que, antes de profundizar en esta y alguna que otra manicura, debemos tener idea de las partes de las uñas que estamos tocando, de cuál es su función, para qué sirven o dónde se encuentran.

Algo que me deja totalmente perpleja es la profesionalidad con la que trabajan los manicuristas rusos y su capacidad de aprendizaje. Son realmente disciplinados a la hora de hacer un trabajo limpio y duradero. A ellos realmente se les exige bastante a la hora de estudiar Onicotecnia. En su país, a diferencia del nuestro, sí hacen del mundo de las uñas una carrera. Sus ciclos de educación son más duros y más duraderos. Es por eso que son unos verdaderos cracks a la hora de hacer un trabajo. Con mi experiencia en el mundo de las competiciones de uñas y miembro INJA (Asociación de Jueces Internacionales de Competiciones de Uñas), puedo decir que a la hora de hacer sus trabajos están dentro de los más puntuados. Aunque es verdad que los españoles también están ya destacando… Bueno, hay de todo el mundo, para qué nos vamos a engañar. Hay mucho artista en el mundo. Doy fe. ¡Ole por todos ellos!

## La manicura americana

Una vez vista y aprendida la forma de trabajar en la manicura rusa, vamos a comprender mucho mejor la manicura americana. La diferencia entre una y otra, aparte del nombre y su lugar de origen, está en sus fresas o brocas. Hay que diferenciar también sus movimientos y su resultado final. Y lo más preciado para muchos… el tiempo de realización.

Tanto de la manicura rusa como de la manicura americana hablaremos después y más detenidamente, después de haberos enseñado una uña y su interior, de qué está compuesta y las funciones de cada elemento que la forman, para que jamás caigamos en el error de dañar algo que queremos mejorar en salud y embellecer a la vez.

## Pasos a seguir en una manicura básica en seco (*dry manicure*)

Lo primero que debemos hacer es higienizar nuestras manos delante de la clienta; normalmente usamos un higienizante o un bactericida en espray y seguidamente lo aplicamos también a nuestra clienta. Algunos higienizantes o *sanitizer* contienen clotrimazol, que no deja de ser un antifunguicida, que nos ayuda también a mantener limpias las superficies de nuestras herramientas y limas.

Es superimportante que nuestras clientas vean que nuestro salón o área de trabajo está ordenado, recogido y muy limpio. Será nuestra carta de presentación. Para ello, aparte de limpiar como hacemos habitualmente en nuestro salón, nuestra ropa de uniforme deberá estar limpia y nuestras herramientas desinfectadas y esterilizadas. Como ya sabéis, hay una pequeña pero importante diferencia entre desinfección y esterilización. Decimos que una superficie o herramienta está desinfectada cuando al limpiarla arrastramos la mayoría de vida microbiana, gracias a las lejías, alcoholes, así como productos y detergentes químicos. La esterilización, a diferencia, es un método más radical y elimina absolutamente todo. Aquí necesitaríamos aparatología como un autoclave u horno de calor seco. Más adelante profundizaremos en este tema y os guiaré en un paso a paso para realizar una desinfección y esterilización correcta de vuestras herramientas. Es un punto importantísimo que todos debéis conocer y llevar a cabo en vuestros servicios de manicuras y pedicuras.

Aunque pensemos que ellas van a lo loco sin mirar nada, estamos equivocados, lo miran absolutamente todo. Aprecian el orden, la limpieza y que la selección de todos los utensilios que usemos con ellas esté personalizada. Todo esto les hace sentirse especiales y eso les encanta. Bueno, nos encanta.

Cuando tengamos el primer contacto con las manos de nuestra clienta, debemos trasmitir al instante seguridad y profesionalidad. Empezaremos a observar una por una sus uñas mientras nos interesamos por su vida y preguntamos por su trabajo, aficiones, gustos, si se ha puesto alguna vez las uñas esculpidas o semipermanente, etc. Es importante empezar a mantener una conversación con ella y hacerla partícipe. Debemos conseguir que nuestra clienta esté lo más cómoda posible. Pensad que la vamos a tener enfrente un rato y ella debe soltarse para sentirse bien.

Otra de las cosas que vamos a tener muy en cuenta es mirar detenidamente sus uñas y las pieles de alrededor. Tendremos que hacer un recorrido exhaustivo en cada dedo para comprobar que sus uñas están completamente sanas y no presenta ningún tipo de anomalía o enfermedad. Tú, como buen manicurista, estás obligado a conocer perfectamente cuándo una uña tiene un problema, detectarlo e intentar solucionarlo dentro de tus posibilidades. Si la uña presenta algún tipo de problema o enfermedad que se nos escape, no podremos intervenir a nuestra clienta. Debemos saber que nosotros solo nos encargaremos de embellecer sus uñas y manos. En ningún caso vamos a diagnosticar ni tratar algo que no nos corresponde. Solo podremos recomendar a nuestra clienta que acuda a su médico dermatólogo para que se las vea y sea él quien le trate esa dolencia. Es cierto que hoy en día somos muchos los profesionales de las uñas que estamos informados y somos conscientes de muchísimas anomalías y dolencias de nuestras uñas, y es precisamente por eso que conocemos la importancia de derivarlas al médico correspondiente, sin dudarlo. Es preferible siempre no coger ese servicio. No te pienses que por ello vas a perder una clienta, todo lo contrario. Ese día sí es cierto que en tu caja habrá un servicio menos, pues ese trabajo no se hará, pero ten por seguro que habrás ganado una clienta para toda la vida. Le has demostrado a esa persona que eres correcta y legal y, sobre todo, una gran profesional, ya que la salud de tus clientas está por encima de ganar unos euros de más al final del día. Eso es apreciar realmente tu trabajo, y es lo que harás.

En el caso de que la uña viniera esmaltada o con restos de producto de esculpido, procederemos en este momento a retirárselo. Hay dos maneras diferentes de hacerlo: con envolturas de removedores de esmaltes (acetonas, normalmente perfumadas para hacer más agradable el olor), o bien con torno, motor o lima eléctrica.

A la hora de hacerlo con el removedor, lo correcto es que se haga con aquel que te recomiende la casa de esmaltes que uses. Este producto siempre saldrá de la misma fábrica del esmalte y por ello sus componentes serán totalmente compatibles y no habrá ningún problema a la hora de fusionarlos. Lo primero que hay que hacer es quitar con lima el brillo o finalizador de la uña. Los *tops coat* o finalizadores por regla general son como una especie de capas de gel que, aparte de aportar brillo, ofrecen una película protectora al esmalte. Si esa barrera o película no la quitamos o la dejamos porosa, no entrará el líquido removedor y no hará su función, que es la de ablandar el esmalte. Así que es importante quitarle el brillo con una lima para abrir el camino. Seguidamente, se coge un pequeño algodón y se empapa de líquido removedor. Lo colocamos en la uña ya limada un poco y la envolvemos con papel plata. Se hace así uña por uña y dejamos actuar de 8 a 10 minutos. Hay profesionales que, mientras tanto, optan por introducir las uñas en la lámpara UV o LED (sinceramente, no tengo mucha fe en esto); dicen que se calienta el producto y así hace más efecto. Un poco absurdo porque, según yo tengo entendido, las lámparas, tanto UV como LED, no desprenden mucho calor, solo diferentes longitudes e intensidades de ondas, por lo que el calor es mínimo. Pasados estos 10 minutos, retiramos el papel con su algodón y, con una pequeña espátula, retiramos el esmalte, que saldrá con facilidad.

La otra manera de retirarlo es con un torno o lima eléctrica. De esta manera solo deberán hacerlo las personas que estén totalmente formadas en la utilización del torno. Si no es así, corren el peligro de hacer muchísimo daño a la placa ungueal y retirar más capas de las que la forman, lo que tendrá como consecuencia una uña totalmente frágil y expuesta a microbacterias y agentes externos que pueden dañar la salud de la clienta. Usaremos una fresa de gramaje fino y, con el motor con las revoluciones muy bajitas, entre 3000-5000 rpm (revoluciones por minuto), empezaremos a hacer movimientos de derecha a izquierda, si eres diestra, sin apretar en absoluto. Y así, lentamente y sin prisa, iremos quitando el esmalte hasta que salga el color de la base.

Después de comprobar que todo está perfectamente limpio y sin restos de esmalte, empezaremos a empujar la cutícula para limpiar la zona. En el mercado podremos encontrar empujadores de diferentes materiales. Tenemos los conocidos palitos de naranjo que ,como ya algunas sabréis, son de madera y normalmente son de usar y tirar. Como es uno para cada clienta, no hay riesgo alguno de infección. Se usa y a la basura. También nos podremos encontrar los de piedra pómez, también conocidos como pata de cabra. Como su nombre indica, son de piedra pómez. Con esta herramienta, a la vez que empujamos la cutícula, la vamos raspando de la placa ungueal. Estos últimos, sinceramente, no son de mi agrado, pues no creo que ese raspado le haga bien a la uña. Justamente donde se encuentra la cutícula, nuestra uña es más blandita y podríamos ocasionarle daños innecesarios. Además, a la hora de limpiar dicha herramienta tendremos que ser más cautos. La piedra pómez, dependiendo del grosor de su grano, atrapa grandes o pequeños restos de piel que se quedarán en su interior y serán difíciles de eliminar. La piedra pómez es un material que podemos esterilizar tranquilamente con algunos químicos y con limpiado posterior en autoclave u horno de calor, pero, por lo general, va unida al mango (ya sea de plástico, madera, aluminio, etc.) con pegamento, y el adhesivo no soportará la exposición a los químicos desinfectantes ni al autoclave, por lo que se caerá. Esto nos hace más difícil su esterilización.

Podremos utilizar diferentes empujadores de cutícula de acero inoxidable con curvatura no muy definida y, con mucho cuidado, empezaremos a remover la piel. Tendremos especial cuidado al utilizar empujadores de piedra hindú, piedra pómez o roca de lava. Las que utilizamos para las manos son de grano fino y no se corre el riesgo de que se quede mucha suciedad adherida al instrumento, pero en las que usamos para los pies, sí que, al ser el grano más gordito, se pueden quedar bacterias indeseables. Si este empujador se usa para manos, no conviene usarlo con demasiada presión, ya que puede ser abrasivo. Debemos tener en cuenta cómo tiene la clienta la piel que rodea su uña. En el caso de tenerla muy seca, dura y adherida a la uña, se lo haremos muy poco a poco y no solo en una pasada. Para hacerlo correctamente tendremos que ir en varios pasos para que no le sea molesto y no hacerle daño. En caso de que su piel fuera más blanda y estuviera más suelta el riesgo es otro, pero también debemos tener cuidado, pues al estar más blanda su piel ungueal, será más propensa a romperse y cabe la posibilidad de hacerle daño y ocasionarle una herida.

Utilizaremos unas tijeritas o alicates de manicura para retirar ese exceso de piel o pterigion, si lo hubiese. Las tijeras deben ser de manicura largas y curvadas, y los alicates a ser posible con las alas de cuchilla cortas. Da igual que tengan un eje o dos, pero es importante que las alas de corte sean pequeñitas para así tener un mayor control de la piel que estás cortando. Solo retiraremos lo justo de esta dureza. No te adentres demasiado, pues puedes cometer el error de sobrepasar la piel muerta y dañar la piel viva. Te recuerdo que todo este instrumental debe esterilizarse entre un servicio y otro.

Si la uña viene virgen, sin ningún tipo de producto que haya que retirar, vamos a limarla siempre con una lima de 240x240, la idónea para uña natural. Si estuvieses en la situación de no tener lima de ese gramaje, puedes frotar entre sí dos limas de 180x180, así las dejarás más gastadas y listas para usar en uña natural, o bien puedes coger una lima de otro gramaje que esté muy usada. Limaremos la superficie y el borde libre y le daremos la forma que más le guste a nuestra clienta. En la superficie tened cuidado, solo hemos de quitar el brillo natural de la uña. Tenemos que comprobar que la uña pasa de estar brillante a estar mate. Y, por supuestísimo, no hay que apretar con el movimiento de limado, solo pasar suavemente. A la hora de limar el borde libre nunca nos adentraremos en la parte del lecho ungueal. Llegaremos solo a limar la parte que sobresale o las áreas de tensión que veremos más adelante.

Una vez que la uña está mate totalmente y el borde libre bien limado (por cierto, el limado en el borde libre no tiene por qué ser limado con movimientos hacia la misma dirección como dicen algunos; eso es un mito como otras tantas cosas), procederemos a limpiar la uña muy bien con un *cleanser*, que nos ayudará a retirar polvo y a limpiar los aceites naturales que poseen nuestras uñas, a la vez que deshidratamos la uña. No se debe limpiar con alcohol ya que secará la uña excesivamente. Hay deshidratadores preparados y formulados para eso y para mantener equilibrado nuestro pH. El *cleanser* también tiene la función de limpiar la capa pegajosa o de inhibición que dejan algunos geles y/o finalizadores determinados.

El *primer* lo usaremos para favorecer la adhesión de los productos que aplicaremos a continuación en la uña. Su componente principal es ácido metacrílico. El *primer* hay que ponerlo en muy poca cantidad. No olvidemos que es un ácido y que, a la larga, puede hacer daño a la uña. Durante muchos años se pensó que el *primer* se comía un poco la capa de la uña y establecía una suerte de cimientos o agujeritos donde luego se agarraba el producto. Luego, posteriores estudios descubrieron que eso no funciona así. El *primer* actúa como una cinta de doble cara que pega o adhiere y seca al aire. Por un lado, se pega a la capa de nuestra uña y, por otro, facilita que el producto que apliquemos sobre esta se adhiera bien y no sufra levantamientos. Una vez que lo usemos, hemos de trabajar con mucha precaución y emplear poca cantidad. Además, hemos de evitar que entre en contacto directo con la piel, pues, como dice su formulación, es un ácido y es corrosivo. Cierto es que en el mercado están saliendo los llamados *primers free* o *primers* libres de ácido. Eso no es tan real como lo pintan. No existen *primers* sin ácido. Si en realidad no contuvieran ácido, no podrían cumplir con su función de pegar. Existen, eso sí, los *primers* con menos cantidad de ácido. Su composición se reduce a un 2 % - 4 % de ácido. Algunas marcas a este tipo de *primer* le llaman *bonder*. Este compuesto también es un *primer*, pero con menos cantidad de ácido metacrílico. Es bastante menos corrosivo y lleva también más queratina, haciendo que su adherencia sea más elevada y no se produzcan levantamientos. El ácido metacrílico se usa desde hace más de 50 años, esto nos ofrece una gran garantía. Con respecto a los demás, recomiendo estar muy atentos a sus componentes.

El *bonder* se suele poner con más frecuencia a la hora de realizar esmaltado de uñas. Tened en cuenta que, cuando realizamos un esmaltado, la duración en nuestra manicura será de dos semanas, más o menos. Como el tiempo entre esmaltados es corto, vamos a poner el *bonder* cada dos servicios, para no abusar de producto. Tengamos en cuenta que en una uña, si la limpiamos bien y su preparación es la correcta, no sería necesario en muchos casos poner ni *bonder* ni *primer*. Para unas uñas esculpidas sí es bueno poner un *primer*, pero siempre en muy poca cantidad. Hay que romper ese mito de que con más cantidad, menos levantamiento. Al contrario, si nos pasamos de *primer*, corremos el riesgo de que se estropee la placa de la uña y haga efecto rebote. Los preparadores sobre todo actúan sobre la queratina, cuanto más producto pongamos, eliminaremos más queratina y perderemos adherencia en la uña. Todo en su justa medida y no lo olvidéis nunca, haced siempre caso a las recomendaciones del fabricante de nuestra marca de producto.

El esmalte semipermanente o *soak off*. Una vez limpiada nuestra uña y con sus preparadores correspondientes aplicados, procederemos a esmaltarla o darle color. Usaremos una base que nos proporcionará la misma marca de esmaltes que vayamos a utilizar. Y, a continuación, aplicaremos el color. Se pondrán dos capas muy finitas y secaremos en lámpara durante 60 segundos cada una. Para finalizar el color y protegerlo, pondremos un *top coat* con brillo o mate, según el gusto de la clienta.

Todo lo relacionado con el esmaltado semipermanente o *soak off* lo veremos más adelante en un capítulo que le dedicaremos en exclusiva. Creo que es importante que desarrollemos este tema más en profundidad, puesto que será el servicio estrella de nuestros salones. Es uno de los tratamientos más demandados de nuestro gremio.

El aceite de cutícula, con vitaminas y esencias, es ideal para los servicios de manicura y pedicura. Se pondrá en cutículas una vez finalizado el esmaltado, se aplicará con la brochita o el gotero (según el formato del envase) y se dará un pequeño masaje en la zona de la piel, para así nutrirla. Este masaje lo daremos con un algodoncito o brochita para evitar el contagio de microorganismos, por si acaso tuviera alguna herida o padrastro. Ningún cuidado es excesivo para evitar cualquier tipo de corte en la piel.

Para finalizar el servicio de manicura daremos un masaje con crema nutritiva con aromas frescos para darle suavidad y relajar la tensión de nuestra clienta. Como es el último paso de su manicura y es el más relajante, será esa sensación de placer la que recordarán y volverán sin dudarlo.

## Pasos a seguir en una manicura clásica (húmeda)

Los pasos a seguir en esta manicura son prácticamente los mismos que con la ya explicada manicura en seco. Solo varía que, una vez desinfectadas nuestras manos y las de nuestra clienta, sumergiremos sus dedos en un recipiente con un poquito de agua templada con el producto de tratamiento requerido por dicha clienta (ya sea nutritivo, limpiador, aromatizador, etc.). Las tendremos unos 10 minutos en remojo, secaremos muy bien y empezaremos a trabajar piel, cutículas, uñas y demás.

Hemos de tener muy en cuenta que, una vez que las manos estén fuera del agua, deberemos decirle a la clienta que se lave muy bien las manos y uñas para retirar exhaustivamente restos de aceites que pudieran quedar en la placa ungueal y en la zona de cutícula. Después seguiremos los mismos pasos que en la ya conocida *dry manicure*.

Actualmente, la manicura más usada es la seca, pues se dice que cuando la hacemos después de tenerla sumergida en líquidos por un tiempo, nuestras uñas están demasiado blandas por el exceso de humedad y, sin quererlo, podríamos hacer daño tanto a la piel como a la placa ungueal. Cierto es que toda la vida se ha hecho en mojado, pero cierto es también que, gracias a muchos estudios e investigaciones, sabemos más sobre nuestras uñas y sobre cómo debemos actuar en cada servicio.

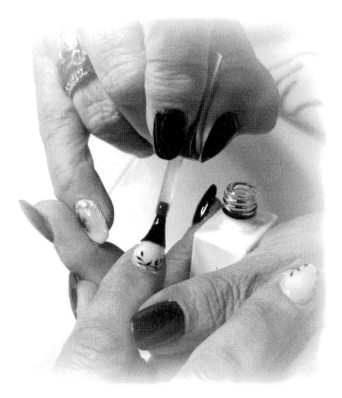

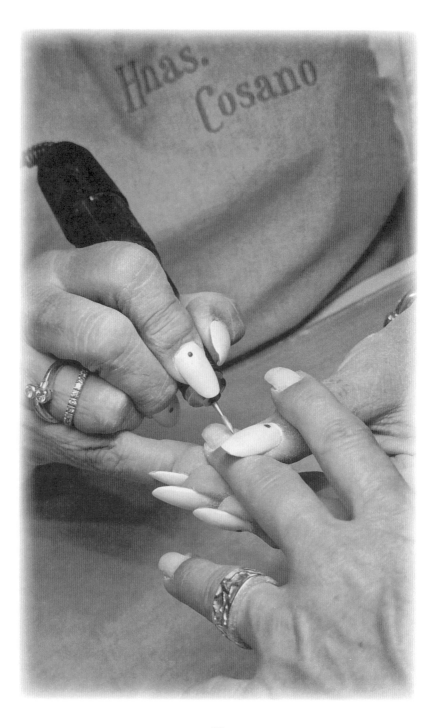

# CAPÍTULO 5

# Manicura rusa combinada

La manicura rusa es una técnica en la cual se trabaja todo el tejido muerto que se forma alrededor de nuestra uña, y para ello se utilizan el torno eléctrico y determinadas fresas. En este capítulo vamos a explicar paso a paso, y a fondo, todo lo que se debe saber acerca de esta manicura; los pros y los contras; las fresas que son necesarias para su realización y cómo terminamos el trabajo. A diferencia de la manicura clásica, podemos decir que cuando trabajamos la técnica rusa, la cutícula tarda más en crecer. Pero lo cierto es que no es factible para todas las clientas. La manicura rusa se podrá hacer siempre en pieles que estén muy secas. Si son pieles grasas, las fresas resbalarán sobre la piel y, como consecuencia de la pérdida de control, podríamos hacer mucho daño.

Es superimportante tener muy claro que este tipo de manicuras solo se puede realizar por aquellos manicuristas que estén totalmente formados y preparados en la técnica y que tengan un muy buen manejo del torno eléctrico. Hay algunos técnicos muy profesionales, como Doug, que opinan que la manicura rusa puede llegar a ser muy perjudicial si no la hace un gran experto que domine muy bien el tema de las limas eléctricas o fresas para raspar o limar la piel. Él es de la opinión de que, si no se conoce en profundidad la anatomía y fisiología de la uña, no se deben usar fresas para limar la piel, pues pueden romperla y crear infecciones. Se crean unas microgrietas en la piel que causan una gran diseminación de bacterias que, a su vez, crean una infección. En sus estudios observó que más de un 90 % de las personas que se realizan la manicura rusa tienen dañada la matriz o el lecho ungueal. Aunque en el momento de llevarla a cabo no se ven los daños, pueden aparecer meses después. No deja de ser un proceso de microdermoabrasión y requiere un conocimiento exhaustivo de la técnica. Las vibraciones del torno pueden acarrear importantes efectos perjudiciales en la matriz. Es por ello que, en este caso, la cualificación es primordial.

En la manicura rusa, como tal, se utilizan durante todo el servicio fresas o brocas de partículas de diamante con diferentes tamaños y grosores. Para terminar y finalizar el trabajo se pasará una fresa pulidora de silicona o de goma. Hay unas fresas que vienen de regalo cuando compramos un torno, que se parecen a las de diamante, pero no lo son. Son falsas. Las que realmente son auténticas llevan su polvo de diamante o sus limaduras en el borde de arriba. Las falsas no las llevan, se parten un poco antes. Son imitaciones. De hecho, ni si quiera se pueden esterilizar y pronto dejarán de hacer su función, puesto que se gastarán, porque no contienen polvo de diamante sino que, simplemente, simulan el efecto de este. Aunque hemos de reconocer que incluso las auténticas fresas de diamante duran mucho menos que las de acero, porque sufren más desgaste con el calor y los líquidos. Es por eso que resultan más económicas.

Tal y como a mí me han advertido a lo largo de mi formación y mis estudios, debo decir que solo si eres una gran experta en manicura rusa, puedes trabajarla (dicen algunas lenguas, no sé si malas o buenas ni con qué acierto, que la manicura rusa la inventaron las fábricas de tornos y fresas en Rusia para vender más tornos o limas eléctricas).

Si tu experiencia no es muy dilatada y no te sientes segura a la hora de realizar una manicura rusa, siempre puedes optar por la manicura rusa combinada en la que, a diferencia de la rusa, se retiran las pieles con tijeras y no con fresas, que suelen ser más agresivas y hacer mucho daño si no controlas la técnica. En la manicura rusa procuramos limpiar la uña de toda piel que le sobre, pero tendremos que tener especial cuidado al tocar la cutícula pues es un tejido incoloro cuya función es la de proteger la zona de la matriz y, si la dañamos, será irreversible. Este daño nadie lo podrá curar, ni tan siquiera el médico especialista.

Será también muy importante controlar hasta dónde tienes que llegar cortando y eliminando pieles. Cuanto más quites, más van a crecer y el mantenimiento será cada vez más continuo. En lugar de facilitarte el trabajo, estas manicuras te lo pueden complicar.

Este tipo de manicura dependerá muchísimo del tipo de cutícula que tenga la clienta: seca, blandita, sensible, fina, etc. Siempre actuaremos con el mismo proceso o protocolo. Oiremos muchas maneras de llamar a esta técnica de manicura: rusa, rusa combinada o americana, pero en la mayoría de ocasiones, su fin es el mismo: embellecer y cuidar la piel que rodea a la uña y las placas ungueales.

En este capítulo os enseñaré el protocolo y los pasos a seguir en una manicura rusa combinada. Os explicaré, brevemente, las fresas y herramientas que se utilizan y, más adelante, en el siguiente capítulo, os enseñaré detenidamente todas y cada una, pues como iremos viendo el mundo de las fresas y vástagos es bastante extenso.

Antes de empezar, tendremos nuestra mesa de trabajo perfectamente limpia y desinfectada y todas nuestras herramientas bien esterilizadas. Lo tendremos todo a la vista de nuestra clienta para que sea consciente de que cumplimos con todas las normas higiénicas sanitarias necesarias para nuestro salón.

Lo primero de todo es observar las manos de nuestra clienta y la situación de todas sus uñas. Si en esa revisión vemos que hay una anomalía o que algo no va bien, la derivaremos directamente al médico. Si todo está bien, continuaremos con nuestra manicura. Para eliminar cualquier resto de esmalte o acrílicos, utilizaremos, preferiblemente, el torno eléctrico, ya que si vamos a hacer una manicura rusa combinada es obvio que sabemos usar perfectamente la máquina. Se podría hacer perfectamente con removedores, pero estos dejan mucha sequedad en la piel, al mantenerla tanto tiempo en exposición.

Si el esmaltado que vamos a retirar tiene base, vamos a dejarlo sin limar por completo. Así evitaremos limar la uña en exceso. Al igual que cuando hacemos un relleno de acrílico o gel, que no lo retiramos entero, sino que dejamos un poco sin problema, siempre y cuando no esté levantado dicho producto.

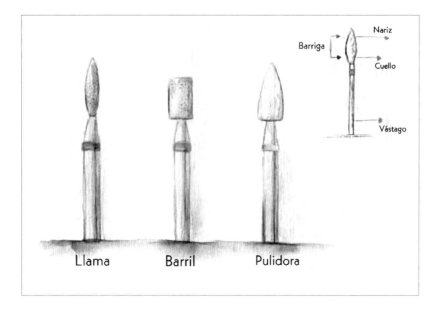

Llama Barril Pulidora

Si la uña estuviera limpia y no tuviéramos que retirar ningún producto, la limaríamos con una lima de grosor 240 o con un taco pulidor de 360. Solo nos pondremos a quitarle brillo a la uña, a dejarla mate por completo, pero en ningún momento tendremos que hacer presión con la lima.

Después de examinar qué tipo de cutícula (dura o blanda) tiene nuestra clienta, cogeremos un empujador de cutícula, curvado a ser posible para no dañarla. Cuando no tenemos empujador de acero inoxidable, podemos utilizar los palitos de naranjo que, para nuestra comodidad, son de usar y tirar. Si el estado de la cutícula es normal, será fácil moverla hacia atrás. Si no fuera así, la retiraríamos muy poco a poco, hasta conseguir un buen resultado y notar que la piel está separada de nuestra placa ungueal.

La primera fresa a utilizar en nuestro torno será la fresa cilíndrica, tipo tonel, llamada barril, de polvo de diamante y con un gran mediano. Nos vendrá señalado en el vástago o palo de la fresa, con una línea de color. En este caso el color apropiado será el azul o el rojo. Con esta fresa trabajaremos los pliegues laterales de nuestra uña. El torno lo pondremos a una velocidad de entre 3000 a 4000 rpm si vamos a tocar una cutícula sensible. Para cutículas normales podemos llegar hasta las

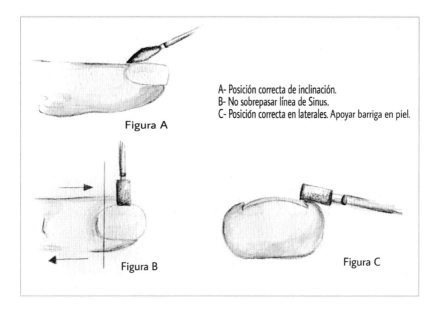

A- Posición correcta de inclinación.
B- No sobrepasar línea de Sinus.
C- Posición correcta en laterales. Apoyar barriga en piel.

Figura A

Figura B

Figura C

6000 rpm. Comprobamos si la dirección que tiene nuestro torno es la correcta. Tiene dos direcciones, izquierda o FWD y derecha o RVS. Si por casualidad nuestro torno no tiene señaladas las direcciones, os diré un truquillo para saber en qué posición está. Colocamos la fresa con el torno encendido en nuestra mano. Si al rozarla con nuestra piel se viene hacia nosotros y lima, está en FWD. Si, por el contrario, en vez de limar da como unos pequeños saltos, nos está diciendo que la posición está en RVS. A la hora de trabajar con el torno, jamás vamos a hacer presión. El movimiento siempre será muy fluido y no pararemos, pues si lo hacemos, quemaremos.

Empezaremos a trabajar los laterales de nuestra placa ungueal, con la fresa en posición recta, de manera que apoyemos la barriga en la piel desde el sinus hacia el borde libre. Se harán todos los dedos primero en el lateral derecho y luego todos los dedos en el lateral izquierdo. En algunas ocasiones puede ocurrir que, como esta piel que trabajamos es como si fuera una dureza, nos encontremos como unas partículas en la piel que quitaremos con la misma fresa, pero en esta ocasión las trabajaremos como dándole pellizcos a la piel, como si fuese una cuchara. Tened en cuenta que, como ya dijimos, la manicura rusa se debe hacer siempre con la piel muy seca. En los dedos con piel grasa, hemos de desengrasar antes dedo a dedo para que se nos quede en un estado idóneo para poder trabajar.

Una vez que los pliegues laterales están limpios, nos vamos para la parte de la cutícula. Esta ya casi tiene que estar retirada y despegada de la placa. Colocamos en nuestro torno la fresa para trabajar la cutícula, la llamada llama o bala. Con ella iremos de derecha a izquierda con el torno en dirección FWD, como si fuera un abanico. El movimiento será como dando pasitos, poco a poco, y la fresa ha de permanecer tumbada, casi al ras de nuestra uña. Vamos haciendo camino a la vez que levantamos de costado la piel del eponiquio. Esta fresa debe ser de polvo de diamante y tampoco excesivamente pequeña. Su color para el gramaje será azul.

Cuando terminemos de hacer la dirección en abanico de derecha a izquierda, bajamos las revoluciones del torno y lo apagamos para cambiar la dirección del movimiento. Ahora lo pondremos en RVD y empezaremos a repetir el mismo trabajo, pero ahora de izquierda a derecha, desde el otro ángulo de la uña. Cuidado, recordad que la fresa debe estar siempre acostada y a las revoluciones correctas. Es superimportante que no pongamos la fresa casi recta, en posición vertical, ya que en lugar de tocar piel del eponiquio empezaríamos a tocar en nuestra placa e incluso podríamos dañar nuestra matriz. Cuando ponemos el manípulo del torno en posición vertical, aunque no queramos hacer presión, solo por lo que pesa el brazo del motor, ya la ejercemos y nos metemos sin querer en parte de nuestra lúnula y matriz que, como ya sabéis, es una zona muy, muy blandita. Nunca debemos parar la fresa en el mismo sitio. De verdad, muchísimo cuidado con esto. Nuestra misión es poner las uñas bonitas, no estropearlas.

Iremos siempre haciéndolo poquito a poco. Los movimientos serán arqueados y muy suaves. Dos pasadas poco a poco y la tercera entera de una sola vez. Nos debemos poner un cepillito en las manos para ir limpiando constantemente la piel que vamos quitando, para que no lleguemos a dañar a causa de profundizar más de la cuenta. Es importante también que nuestro torno sea de buena calidad y vibre demasiado. Lamentablemente, a pesar del poco tiempo que lleva ofreciéndose la manicura rusa en nuestros salones, he tenido que ver verdaderos destrozos y daños irreversibles en matrices infectadas y deformadas por una muy mala práctica. Uno de los casos más frecuentes que nos vamos a encontrar son los llamados aros de fuego. Surgen cuando limamos en exceso la zona de cutícula, cuando presionamos con la fresa, trabajamos con una velocidad excesiva o incluso por una posición incorrecta de la fresa. Lamentablemente, cuando empieza a crecer la uña, se ve como un pequeño surco en la placa ungueal. En este caso, en vez de embellecer la uña, lo que habremos hecho es enfermarla.

Por eso, no paro de proclamar a diestro y siniestro que, si no eres una experta o te has preparado y formado perfectamente para esta técnica, mejor no la hagas. Esta técnica no se aprende en un vídeo de Youtube, es algo bastante más serio.

Cuando terminamos con la fresa llama en la cutícula, dejamos el motor y, de nuevo con el empujador, removemos un poco la piel.

Una de las diferencias entre la manicura rusa y la manicura rusa combinada aparece en este momento. En la manicura rusa originaria se trabaja con una fresa con forma de bola con la que se va levantando y arrancando la piel de la cutícula mediante la fricción de su limaje. Su velocidad aumentará a 7000 o 8000 rpm. Cuanto más dura y seca la piel, mejor saldrá el servicio. Pero existe un importante factor a tener en cuenta: si la piel está blandita o la clienta tiene la piel de alrededor de la uña sensible, este tipo de retirada de cutícula con fresa bola le hará bastante daño a su piel. Deberás tener mucha experiencia y mucho conocimiento para comprender y saber cuándo puedes, o cuándo no, hacer este tipo de manicura. Si quieres hacer tu trabajo menos abrasivo y no correr riesgos, haz tu manicura rusa pero combinada.

Ahora llega el turno de las tijeras. Estas tienen que ser muy finas y muy afiladas. Solo usaremos la punta. Es importante que fijemos bien la vista sobre la tijera. Si nuestra mirada se queda fijada en el primer milímetro de la punta, jamás cortaremos. Tendremos que ir cortando, pero como dando bocaditos de milímetro a milímetro. Nunca cortaremos a vuelo sin mirar la punta de la tijera. Agarraremos la tijera con el dedo pulgar y anular, mientras que con el índice la iremos empujando hacia la dirección correcta. Pondremos las tijeras siempre de perfil a la hora de cortar, nunca de frente, pues de esta manera no veríamos con las hojas a la hora de cortar la cutícula.

Después de cortar las pieles repasaremos de nuevo con la fresa llama por si hubiese quedado alguna piel en el camino. Para finalizar la limpieza de las pieles proximales ungueales, pasaremos la fresa pulidora para sellar todo y que quede totalmente limpio. Este último paso nos servirá también para que no salgan los temidos padrastros o, lo que es peor, que se complique la cosa y se padezca una paroniquia, uñero o panadizo (infección de la piel de la zona de alrededor de la uña). Recomendad a vuestra clienta que acuda al médico si contrae una infección complicada. Aunque recordad que no debe aparecer ninguna infección si se hace con precaución. Acabada nuestra tarea, limpiaremos todas las uñas con *cleanser*, para borrar todos los rastros de grasa de ellas y dejarlas totalmente preparadas para la colocación de esmaltado semipermanente, si se desea embellecer las uñas aún más.

Ya que hemos hablado de la manicura rusa y la combinada, no podemos pasar por alto una que se parece mucho en sus protocolos. Es la llamada manicura americana. La principal diferencia es que las fresas con las que se trabaja son más grandes, más rectas y con punta chata. Son de acero inoxidable, tungsteno, carburo e incluso algunas están hechas con incrustaciones de diamante real, para hacerlas más filosas. Estas son cien por cien fiables y, lo mejor, todas esterilizables. Las fresas de la manicura americana (que se suele confundir con la manicura biológica) no pueden ser introducidas en la piel, ni hacen una pequeña cueva, como sí que se hace con la fresa llama en la zona de cutículas, eponiquio y demás. Es una retirada bastante menos agresiva. De hecho, dicen que con esta manicura crece muchísimo menos la cutícula. Al no quitarla del todo, nuestro cuerpo no contraataca regenerándola con más fuerza. Si no detecta una amenaza para sus barreras, no tendrá que crear más defensas. Es cuestión de opiniones, y, por supuesto, conocerlas todas.

La manicura biológica es más *light*, pero no menos buena. En ella se trabaja siempre de manera manual, tanto la uña como las pieles de alrededor. Se usan limas muy suaves, palitos de naranjo y poco más. Eso sí, se hidratan las pieles y se ha de evitar cortar la cutícula. Cuando os digo que se puede confundir con la manicura americana es porque, en realidad, en las dos se busca el mismo resultado en cutícula. Tocarla lo menos posible. Este tipo de manicura se haría en personas con las uñas más bien finitas o débiles, e incluso se la podríamos realizar a aquellas clientas que quieren retirar su esmalte o sus uñas esculpidas y ya no desean ponerse nada más por un tiempo.

Para resumir, diremos que los tipos de manicuras variarán dependiendo de los utensilios que usemos en ellas. En definitiva, las podemos clasificar en tres:

— En las que utilizamos torno eléctrico con sus correspondientes fresas.

— En las que utilizamos torno eléctrico, fresas y tijeras o alicates.

— En las que utilizamos herramientas básicas (limas manuales y palito de naranjo).

Todos y cada uno de los tipos de manicura son buenos, siempre y cuando sepamos trabajarlos y estemos totalmente capacitados y formados para ello. La elección de un tipo u otro ya es a criterio del profesional, quien se decantará por el que más le guste o por el que necesite su clienta.

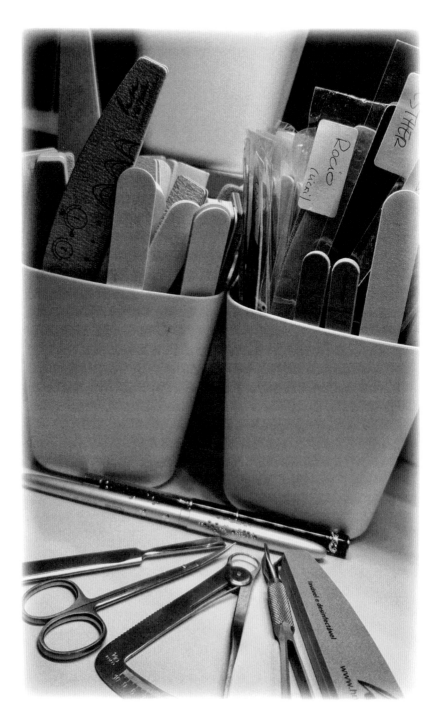

# CAPÍTULO 6

# Tipos de limas y herramientas

Una de las herramientas más importantes y necesarias para realizar manicuras de calidad es la lima. El limado es, junto con la colocación del producto, lo más importante de la fabricación de una uña. Sin un buen limado no hay buen resultado. Últimamente, han lanzado una técnica de elaboración de uñas esculpidas, pero sin limado. Sería perfecto si, en realidad, fuese así. Siempre hay que limar, aunque sea los bordes laterales para quitar rebabas y dar la forma correcta. Es por eso que unas buenas limas serán material imprescindible en nuestro salón.

Podemos decir que hay dos tipos de limas: manuales y eléctricas.

Primero vamos a hablar de las limas manuales. La lima manual suele tener una superficie abrasiva que usamos para desgastar o pulir con un movimiento de fricción nuestras uñas. También nos sirve, cómo no, para retirar producto sobrante al hacer uñas esculpidas.

Pueden estar fabricadas con diferentes materiales, los más comunes son el cartón o el metal. Las limas fabricadas mediante técnica láser son aquellas que proporcionan un limado más delicado, cuentan con un granulado mucho más fino y duradero, y son especialmente adecuadas para uñas frágiles. Ahora se estilan mucho las limas con base de metal o base de plástico; estas últimas se utilizan para pegar en ellas papel de limaje o papel granulado, de usar y tirar, que se puede encontrar en el mercado bien en formato individual o bien en rollos para ir cortándolo en fragmentos. La superficie de las de cartón normalmente se desinfecta entre clienta y clienta con algún tipo de desinfectante en espray o bactericida, mientras que en las de metal podemos esterilizar su base por completo y desechar tras su uso el papel de lima. Otra opción es guardarlo en una bolsita con el nombre de la clienta para que, de esta manera, sea totalmente de uso personal.

Todo dependerá de cómo os guste trabajar. Yo siempre apuesto por la salud y la tranquilidad de mis clientas. Me gusta usar las de pegar en base de metal o de plástico. Esta última opción es más liviana, pesa bastante menos que la de metal. Para mí es bastante más cómoda la de plástico que la de metal, pero aquí dependerá muchísimo de la manera de trabajar de cada uno y a lo que la persona esté acostumbrada.

Algunos de vosotros pensaréis que es una locura comprar una lima para cada clienta, pero si ese coste de la lima va incluido y calculado en cada manicura que le hacemos, no costará tanto el servicio personalizado. Tened en cuenta que una lima de pegar os puede salir por 0,30 o 0,40 céntimos de euro. Podemos incluirlo perfectamente en nuestro coste de servicio y, de este modo, vuestras clientas comprobarán cómo hacéis un protocolo de trabajo adecuado, lo que agradecerán, sin duda.

Hablaremos, a continuación, de su forma y gramaje.

En el mercado nos encontramos con varias formas de limas. Las más conocidas son las rectas, bananas, hexagonales y las de forma de taco. Las rectas mayormente son de madera, y su gramaje suele ser de 240x240. Incluso algunas cuentan con diferente gramaje en cada una de sus dos caras, como, por ejemplo, 240 en una y 180 en otra. Dependerá de la casa o marca que las fabrique. El gramaje de 240 se usará sobre todo para uñas naturales, para limar su borde libre. Es un grano muy finito, por lo que va a raspar muy suavemente. Cabe la posibilidad de que las encontréis también con un poco de goma espuma en su interior. Las fabrican así para que sean un poquito más flexibles.

Tened en cuenta que el gramaje se cuenta de mayor a menor. Es decir, a más alto el número, el grano de la lima es mucho más pequeño y limará menos. A más pequeño o menor el número, el grano de la lima es mucho más grande y limará mucho más. Yo, personalmente, a mis alumnos les digo que se imaginen que tienen una tabla de madera y tienen que rellenarla con puntos. Si ponen puntos gordos o grandes, se rellenará con menos cantidad y, al ser más grande, limará más. Por el contrario, si lo rellenan con puntitos pequeños o finos, habrá más cantidad de puntos y limará bastante menos. Así se demuestra claramente que a más grano, menos se lima, y a menos grano, más se lima. Una lima de 100 va a limar muchísimo más que una lima de 240. Y así sucesivamente.

Es por eso que, cuando estamos tratando uñas naturales, debemos coger, sí o sí, una lima de 240 o de 180 como máximo. Incluso trabajaremos, si lo estimamos oportuno, con un *buffer* o taco cuyo gramaje es de 360 o 420, aunque correremos el riesgo de conseguir un efecto de pulido en lugar de limado. Esta última también la podemos usar para quitar las señales o arañazos de haber limado las uñas esculpidas en gel, acrílico o acrigel. Su forma puede variar, pero la más común es la de tipo hexagonal que, entre cara y cara, lleva una esponja que amortigua. Las encontrarás en el mercado de diferentes colores. El llamado taco, que es como un ladrillito de esponja, hace la misma función del *buffer* y también cuenta con diferente gramaje en cada una de sus caras.

Las de forma de banana o media luna tienen el mismo gramaje que las anteriores. Tan solo se diferencian en su forma. Estas permiten no hacer daño a las cutículas ni a las pieles próximas a esta, siempre y cuando las coloquemos correctamente.

Cierto es que las limas con el uso van perdiendo grano y dureza y, por tanto, disminuyen su poder de limado. Una lima de 100 puede convertirse perfectamente con el uso en una de 240.

Debemos tener especial cuidado cuando usamos una lima nueva. Sus filos están tan sumamente nuevos que pueden llegar a cortar y hacer heridas en las pieles laterales de nuestras uñas. Un truco muy efectivo para que esto no ocurra es frotar una lima con otra y limar esos filos con dos limas. No falla. Son pequeños detalles que te harán ser un buen profesional que siempre vela por la salud de las manos de sus clientas.

Cierto es que una uña natural siempre vamos a trabajarla con limas de gramaje suave, para no dañar la placa ungueal y no dejarla nunca excesivamente fina. Si nos pasamos y eliminamos capas (siempre nos han dicho que teníamos 10 capas aproximadamente), corremos el riesgo de que enferme la uña y el lecho donde va recostada. Las limas de mayor gramaje las reservaremos para cuando trabajemos uñas artificiales, como uñas de gel, acrigel, acrílico, etc.

Os diré, a continuación, qué lima debéis usar dependiendo del trabajo a realizar:

— **Lima de 80 o 100:** casi apenas se usa. Se usaría solo para retirar el producto sobrante de una uña esculpida en acrílico.

— **Lima de 150:** se usa para la retirada de producto de uñas esculpidas.

— **Lima de 180:** se usa para la retirada de producto de uñas esculpidas. Si está muy gastada, se puede también utilizar para la uña natural y su borde libre.

— **Lima de 240:** se usa para uñas naturales o para suavizar las marcas o arañazos que hayamos podido dejar en unas uñas artificiales.

— **Lima de 360,** llamada también *buffer*: se emplea para matizar la uña natural o quitar marcas de acrílico o gel.

— **Limas pulidoras:** la mayoría suelen tener tres colores. Están destinadas para sacar brillo a la uña, ya sea natural o artificial.

Una vez usadas las limas debemos desinfectarlas con detergentes o algún bactericida especializado para esta función. Solo aquellas que sean de acero inoxidable las podremos esterilizar. En el próximo capítulo hablaremos de todo lo necesario para mantener una buena higiene, desinfección y esterilización en nuestro centro.

Ahora vamos a adentrarnos en el mundo de las limas eléctricas. Llamamos limas eléctricas a aquellas fresas o brocas que utilizamos con un motor, torno o *drill* para limar nuestras uñas. Las llamamos eléctricas porque, obviamente, van conectadas a la electricidad, aunque hoy en día también hay motores que se cargan por batería y no necesitan cable, pero no por no tener cable dejan de ser eléctricas. Utilizamos el torno con diferentes fresas, sobre todo, por la rapidez y precisión. Por supuesto, solo usaremos torno cuando realmente estemos preparados y capacitados para ello. Si lo usamos mal, en lugar de facilitarnos el trabajo y permitirnos obtener un mejor resultado, podremos ocasionar daños irreversibles.

Más adelante, prometo hablaros de los tornos o motores, tan importantes para todos nosotros. De momento, abordaremos los tipos de fresas y para qué sirven cada una de ellas.

Aunque en el mercado os vais a encontrar cientos de catálogos de fresas, nos centraremos en las que vamos a usar nosotras, las profesionales de las uñas.

Primero, comenzaremos a diferenciarlas por el tipo de material del que están fabricadas:

— **Polvo de diamante:** la parte activa de la fresa está constituida por una especie de arenilla de limadura de diamante real o artificial (múltiples capas de polvo de carbono) incrustada en el metal, de modo que, incluso al moverla, puede causar pequeños destellos. Son partículas de diamante de diferentes tamaños y texturas. No hay forma universal para este tipo de fresa. Pueden ser finas, medias y gruesas. Dependerá mucho también del fabricante. Estas fresas o brocas, en su proceso de fabricación, son llevadas a una galvanización que impide que le afecten la oxidación y la corrosión. El grano de abrasión de una de estas limas de tipo medio suele ser muy finito y suave, como imitando a una lima de uña natural con grano de 240. La de grano fino la usaríamos para una manicura tradicional y, la verdad, es la más difícil de encontrar. Con esta fresa trabajaremos la uña natural para hacer un esmaltado, sin hacerle absolutamente nada de daño.

Las partículas de diamantes son casi indestructibles, increíblemente fuertes. Este polvo de diamante debe ser igual por todos los lados de la fresa. Quiero decir que no debe haber ninguna partícula extra y, para comprobarlo, se ha de mirar muy bien desde diferentes perspectivas antes de comprarlas, para que luego, al usarlas, no hagamos daño a la uña natural. Siento deciros que las que incluyen algunos kits, e incluso aquellas que vienen de regalo cuando compramos un torno, no son realmente buenas. Es polvo de diamante sintético y de baja calidad. Se oxidarán, sí o sí, al esterilizarlas. Toda fresa de diamante de buena calidad no necesita ser recubierta de pintura plateada. Esto solo tendrá como consecuencia que el polvo de óxido se deposite en nuestras manicuras.

— **Carburo de tungsteno:** este es el metal más duro en la aleación del acero al carbón. Estas fresas, por lo general, suelen quemar muy poco a la clienta. En primer lugar, porque llevan un proceso de cementado que, a su vez, las dota de resistencia para que no generen tanto calor; además, al tener dientes, corre el aire y esto hace que no se caliente tanto la uña. Su grano de abrasión es de medio a grande. Estas se «comen» el producto, a diferencia de las de polvo de diamante, que van rayando. Esta fresa no dura mucho, se desgasta al igual que la de diamante, pero es un metal más suave y, en definitiva, es mucho mejor que la que es solo de carburo.

— **Carburo de sílice:** material de muy alta resistencia al desgaste y dotado de una dureza excepcional. Se fabrica con la aleación de un tipo de arena y petróleo.

— **Cerámica:** no son muy abrasivas, pero sí queman al movimiento del limado. Suelen desgastarse sus dientes, al igual que ocurre con las de puntas de diamante. Como estas fresas no suelen «comer» mucho producto, se tiende a apretar y esto hace que se genere bastante más calor, tanto que incluso puede llegar a quemar. Por tanto, jamás se debe apretar cuando estamos trabajando con el torno. Podemos encontrarlas con la parte activa de cerámica y el vástago en acero o toda la fresa en cerámica.

— **Silicona:** estas fresas se usarán para pulir las pieles de la cutícula cuando acabamos de hacer la manicura. Las hay de diferentes colores y tamaños, dependiendo de la zona a tratar. Encontraremos las verdes, que son para las pieles sensibles, las grises para pieles normales, y las naranjas para pieles ásperas o muy secas.

— **Piedra pómez:** con esta última se trabaja la manicura rusa. Punta activa de piedra y vástago de acero, unidos con pegamento, lo que impide su esterilización. Solo se pueden desinfectar de la misma forma que las de cerámica. Son muy económicas.

— **Doradas:** se ven cada vez menos. Antiguamente, las doradas eran de oro, pero eso ya en nuestros días no existe. Ahora son de acero y revestidas con un chapado o incluso pintado, si ya es de muy mala calidad.

— **Mandril:** el mandril es una fresa en forma de cilindro en la cual colocamos una especie de barril de papel de grano. Los hay de diferente gramaje y son de usar y tirar. Antes se usaban mucho en los salones de uñas, ahora ya apenas se ven, aunque hay profesionales que los usan en sus protocolos de pedicuras.

Se diferencian por el gramaje y por el corte. Las de gramaje son las de polvo de diamante que equivalen a las limas manuales y a su gramaje, y las de corte o las llamadas «flautas», que son las que reducen el grosor y ayudan a la retirada de producto. Estas últimas, las «flautas», pueden ser también diseñadas para su uso en dos direcciones, de tal manera que podrán ser usadas indistintamente por los zurdos y por los diestros, sin necesidad de cambiar la dirección del torno. Las «flautas» con un diente muy grueso solo serán usadas por expertos y siempre a una velocidad alta en el torno.

A la hora de adquirir una fresa de calidad, debemos observar algunos detalles. Las procedentes de Alemania suelen tener muy buena calidad. Tienen muy buena fama y son muy reconocidas. En lo que al material concierne, si son de acero, brillan bastante más que las procedentes de China, por ejemplo. El color, que nos indica su gramaje, en las alemanas se presenta en una hendidura, mientras que en las de baja calidad viene marcado con pintura que, a la larga, suele perderse. También podemos encontrar fresas de procedencia suiza.

Continuemos adentrándonos en el mundo de las fresas. Ahora nos toca hablar de su granulación. Una misma fresa puede tener distintos grosores de grano según su utilización, desde un grano ultrafino a un grano superfuerte. ¿Os acordáis de lo que vimos en las limas manuales? En su caso, el gramaje nos venía determinado por los números, pues en las limas eléctricas o fresas es el color el que nos lo indica. Estas poseen un código de colores en el cuello del vástago o cuerpo de la fresa que nos ayudará a saber el tipo de rugosidad con el que cuentan, y así conocer con exactitud qué tipo de fresa necesitamos usar para según qué trabajo específico.

Esos colores son:

— **Negro:** grano supergrueso de 180 micras máximo. Muy abrasivo. Equivale a una lima manual de 80.

— **Verde:** grano grueso de 150 micras máximo. Equivale a una lima natural de 100.

— **Azul:** grano medio de 106 micras máximo. Equivale a una lima natural de 150.

— **Rojo:** grano fino de 63 micras máximo. Equivale a una lima natural de 180.

— **Amarillo:** grano superfino de 40 micras máximo. Equivale a una lima natural de 240.

— **Blanco:** grano ultrafino de 14 micras máximo. Equivale a una lima natural de 360.

Podemos encontrarnos, muy rara vez, fresas de color morado. Estas corresponderían a las limas manuales con un grano entre 100 y 80.

Las fresas que usamos para la retirada de esmaltes semipermanentes o *soak off* en algunas marcas no llevan un color que determine su gramaje. Más adelante, veremos qué tipo de fresas usaríamos para retirar esmalte de uña natural o artificial.

No todas las fresas tienen el mismo tamaño ni forma. Indudablemente, no se utilizan las mismas fresas para las uñas de los pies que para las uñas de las manos. Variarán el tamaño y la forma, según nuestras necesidades. Determinadas formas nos ayudarán a poder realizar nuestro trabajo más cómodamente y nos permitirán llegar fácilmente hasta donde queremos llegar.

En el mercado de las fresas podemos encontrarnos multitud de formas, pues no son creadas exclusivamente para nuestro oficio de manicuristas, sino que también hay profesiones, como dentistas, joyeros, orfebres, etc., en las que también se utilizan como herramienta. Estas fresas no tienen tiempo de caducidad ni fecha de vencimiento, su durabilidad dependerá mucho de la calidad del material, del uso que les demos, de la presión que ejerzamos o de si trabajamos en la dirección correcta.

Aquí, por ahora, solo vamos a hablar de las formas de las fresas que usaremos para llevar a cabo una manicura excelente en nuestro salón.

Cada forma y cada grosor tiene su propia finalidad. Según la experiencia y el manejo de cada profesional, se tendrá más afinidad con unas que con otras. En algunas ocasiones, es cuestión de gustos y de agudeza a la hora de manejarlas.

Vamos a hablar de sus formas y utilidades.

— **Forma bala o llama:** son fresas con forma muy finita para llegar muy bien a todos los rincones de nuestras uñas. El mejor gramaje para estas fresas es el medio. Si la punta de esta es más corta, nos aseguraremos de no hacer daño en la zona del eponiquio. Si no la usamos como es debido, podemos hacer mucho daño en la matriz y esto traería consecuencias muy negativas. Estas fresas no sirven para rebajar producto. Se usan también para retirar semipermanentes, aunque se pierde tiempo con ellas porque, por lo general, suelen ser pequeñas. Ya sabéis, a más circunferencia, más zona trabajada.

— **Forma cilindro o barril:** la más antigua de todas las fresas. Diferentes formas de longitud y anchura. Es la más versátil, la que más se utiliza y con la que podemos hacer más variedad de servicios. Con esta fresa podemos tanto cortar como dar forma. Es multifuncional. Al ser totalmente una circunferencia, nos deja recorrer el contorno de la uña y su convexo.

Existen los cilindros de corte con la punta o extremo redondeado. Esto es para tener un alto porcentaje de éxito y no cortar la piel de la clienta.

En esta familia englobaríamos también las fresas de mandril. Como ya dijimos, son de papel cartón y de usar y tirar.

— **Forma de cono truncado:** es una fresa cuya forma invita a la seguridad de no lastimar. De diferentes formas, tamaño, corte y material. Es para zonas reducidas. Ideal para hacer rellenos, para uña natural, para remover tejido muerto, etc.

— **Torpedo, lama o cono:** se usa, sobre todo, para remover la uña esculpida. Tiene un gramaje medio, grueso o extra grueso. Es muy buena para la superficie de la uña, por su tamaño. El cono reverso o boca abajo nos sirve para hacer las sonrisas en uñas esculpidas. Estas son de polvo de diamante. Hay una especialmente bonita y útil que inventó nuestra querida Lysa Comfort, con forma de rombo aplastado, que también sirve para diseñar las sonrisas perfectas.

Existen muchísimas más fresas por su forma, tamaño, material, etc., pero aquí os he hecho un resumen de las que más se usan en nuestro mundo de las uñas. La elección dependerá luego de la destreza y la costumbre de cada profesional a la hora de trabajar, pero nunca dejéis atrás estas directrices.

A la hora de trabajar con las fresas, tenemos que realizar algunas labores de mantenimiento para con ellas.

Lo primero que debemos tener en cuenta es un buen lavado. Prepararemos un cacharro y pondremos acetona. Como ya os comenté, en la acetona pura no puede vivir ningún microorganismo, así que es perfecta para el limpiado. Aunque cierto es que la acetona pura cada vez nos resulta más difícil de encontrar y es muy costosa. Esta no se evapora tan rápido como las que están mezcladas con aditivos, para que sea más abrasiva. No se debe dejar en inmersión la fresa más de 8 o 10 minutos. Si se deja más tiempo, posiblemente dejará una capa o película de óxido. Después hay que secarlas muy bien. Aquellas fresas que no se puedan esterilizar, las agarraremos con unas pinzas y las limpiaremos

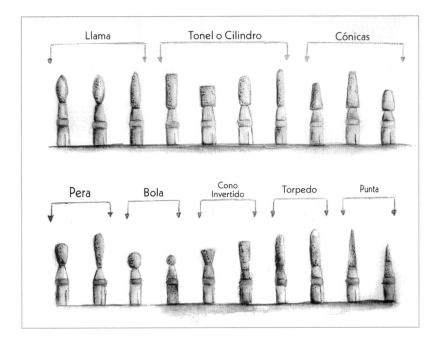

con *cleanser* o alcohol etílico al 70 % rebajado con un 30 % de agua. Y, de nuevo, las secaremos muy bien con una servilleta.

Atención si nos salen unas manchitas violetas entre los dientes de la fresa, esto nos está indicando que está oxidada y con óxido jamás se puede trabajar la piel. Puede pasar que, de tanto limpiarla con acetona, el diamante se vaya yendo si la fresa es de mala calidad. Una buena fresa puede tener una durabilidad de unos 6 u 8 meses, dependiendo también del uso que se le dé.

En el próximo capítulo profundizaremos en la higiene y esterilización de los utensilios y herramientas de nuestro salón.

Es cierto que, en nuestro salón, necesitaremos unas herramientas básicas para poder llevar a cabo nuestros servicios de manicura y pedicura. Vamos a hablar un poquito de ellos y para qué se utiliza cada uno.

— **Empujadores:** esta herramienta, como su propio nombre indica, nos ayuda a empujar la piel de la cutícula. Normalmente tiene forma de lápiz con dos extremos. En uno de ellos hace forma de cuchara con curva, que nos va a ayudar a quitar la cutícula y, en el otro, algunos tienen una cuchilla para cortar la piel sobrante de la cutícula. Al igual que en el caso de las fresas, los empujadores presentan diferentes formas, para así amoldarnos al tipo de uñas que tengan nuestras clientas: más o menos curvadas, redondas, rectas, etc. Y su material principal podrá ser acero, plástico, piedra pómez, madera, etc.

— **Alicates:** los alicates los usaremos para cortar la cutícula o la piel muerta sobrante. Estos tendrán diferentes tamaños de cuchillas o filos: de 3mm, de 5mm, de 7mm, y así sucesivamente. Si la cuchilla es demasiado larga, corremos el riesgo de causar un corte. A más pequeña la cuchilla, más precisión.

Su extremo debe terminar en punta y no debe tener ningún diente. Cuando digo diente, me refiero a unas hendiduras que podemos causarle si cortamos algo demasiado duro o utilizamos el alicate con otra finalidad que no sea la de cortar pieles, ya que, indudablemente, lo estropearemos.

Sus cuchillas no terminan en curva, sino que son rectas. Si su terminación fuera curva, estaríamos hablando del llamado cortaúñas y no de un cortacutículas. Para ayudaros al reconocimiento de estas dos herramientas, os recomiendo observar también sus ejes. El alicate de uñas tradicional tiene un solo eje o bisagra, mientras que el alicate de cutículas tiene dos ejes.

Con todos los utensilios o herramientas con punta se ha de tener mucho cuidado de que no se caigan al suelo, pues podrían sufrir sus puntas y romperse, quedando inservibles automáticamente.

— **Tijeras:** las tenemos de diferentes formas, según para qué las usemos. Si vamos a realizar una manicura, nuestra tijera ha de tener una punta muy fina y su forma ha de ser recta o curvada. Las hay, incluso, con puntas curvadas que miran hacia sus extremos, o unos milímetros más arriba, con el objetivo de favorecer la precisión a la hora de cortar. Recordad que, para cortar la cutícula, tan solo usaremos 1 o 1,5 mm de su punta. Realizaremos pequeños cortecitos con mucho control y sin dejar de mirar la punta de la tijera. Así jamás cortaremos la piel ni haremos daño.

Para el corte de moldes u otro tipo de material, nuestra tijera tendrá sus puntas más gruesas y más cortas. No hace falta tener tanta precisión.

— **Pinzas:** la mayoría son de acero inoxidable. Las usaremos para múltiples funciones. Tan solo la pinza cruzada o *pincher* tiene una función específica, la de hacer el llamado *pinching*, pero como no se usa en manicuras tradicionales, sino que solo se usa en manicuras específicas de reconstrucción de uñas, hablaremos de ella más adelante en un capítulo acerca del esculpido de uñas.

— **Cepillos:** los cepillos nos los vamos a encontrar de diferentes materiales y grosores de pelo. Utilizaremos los de mayor suavidad (la mayoría de pelo sintético) para aquellas personas que tengan las cutículas sensibles, y los de cerdas de plástico, que son bastante más duras, se usarían para cuando construyamos uñas esculpidas y queramos retirar el polvo que se queda depositado en los pliegues de las uñas y sus alrededores.

Todas estas herramientas o utensilios que usamos a diario en nuestro salón debemos limpiarlos y esterilizarlos entre clientas para mantener una correcta higiene. Si alguna de nuestras herramientas tiene en su composición algo de plástico, no podremos esterilizarlas, por lo que tendrán que ser de un solo uso o reservarlas para una sola clienta. Un buen ejemplo sería el cepillo. Cada clienta debería tener un cepillo personal para ella.

Ahora es el momento de profundizar en el tema de la higiene y esterilización.

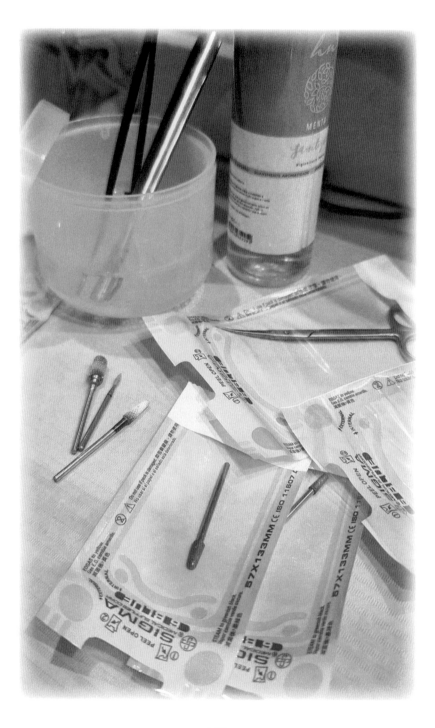

# Capítulo 7

# Higiene, desinfección y esterilización

Uno de los principales conocimientos que se han de adquirir para ser un buenísimo manicurista es, y será siempre, tener muy claro que nuestra zona de trabajo tiene que estar preparada y habilitada para desempeñar nuestra actividad con los mínimos riesgos en materia de seguridad e higiene.

Soy de la opinión de que cualquier persona que realice un trabajo o un servicio a terceras personas que implique un contacto físico debería estar muy bien informado en cuanto a enfermedades de trasmisión, así como de los riesgos que conlleva su trabajo y, por supuesto, debe haber realizado satisfactoriamente, como mínimo, un buen curso higiénico sanitario, regido por la normativa de cada comunidad.

Es sumamente importante que seamos capaces de saber en cada momento qué debemos hacer ante una situación de emergencia; saber controlar nuestros nervios con templanza, y ayudar a la persona que lo necesite en ese momento; saber cómo utilizar correctamente cualquier utensilio y llevar a cabo su correcta limpieza para no contaminar ni trasmitir ningún tipo de infección. Todo esto hará que en tu salón reine la tranquilidad y la seguridad, fundamentales a la hora de hacer un buen trabajo. Es importante y necesario que, en dicho salón, esté disponible siempre un botiquín para primeros auxilios, dotado con lo necesario para solventar una pequeña urgencia (Betadine, gasas, puntos de aproximación, crema para quemaduras, tiritas, analgésicos, etc.).

Pero vamos a adentrarnos en lo que realmente significan los términos *higiene, desinfección* y *esterilización*: conceptos fundamentales que se deben tener en cuenta siempre antes, durante y después de cualquier servicio o trabajo de manicurista. Y tú te preguntarás: todo esto, ¿para qué? Pues muy sencillo. Vivimos rodeados de bacterias y microorganismos que hacen incluso más fácil nuestra vida. Algunos son buenos para nuestro organismo, para nuestra salud, pero también hay otros que no lo son. Todo esto es lo que llamamos macrobiótica. Estos organismos viven con nosotros, al igual que con nuestras células. Según nuestro amigo Doug Schoon, a quien he tenido el gusto de conocer, y cuya obra completa he tenido la oportunidad de leer, refiere que nuestro cuerpo tiene más de 10 billones de microorganismos que nos ayudan a mantener nuestra salud en condiciones óptimas. Los microorganismos infecciosos, si tenemos un buen sistema inmunitario, no deberían afectarnos demasiado, pero si tenemos el sistema inmune algo debilitado nos pueden causar más problemas. Los hongos que vemos en algunas uñas son microorganismos infecciosos. Causan una infección en las uñas y es labor de un médico el tratarla, no es labor de un técnico manicurista ni de alguien dedicado a la estética. Por eso, todo lo relacionado con hongos hay que derivarlo al médico.

Cuando estamos trabajando con una clienta y hacemos sin querer un corte, puede haber una transmisión de patógenos. En el peor de los casos, por ejemplo, una hepatitis B. Inmediatamente, hay que ponerse guantes —si no los tenías puestos de antes—, presionar la herida o corte y limpiar. A continuación, ponemos una tirita, limpiamos con desinfectante toda la superficie de la mesa de trabajo y retiramos y quitamos de en medio todo lo que estemos usando con esa clienta. Si tenemos algo que se pueda esterilizar, lo hacemos, y si no, directamente todo a una bolsa bien cerrada y a la basura.

Como ya habéis podido comprobar, las tareas de limpiar, desinfectar y esterilizar en el trabajo de un onicotécnico son primordiales. Por ello, vamos a explicar muy bien estos tres conceptos, para que los tengáis muy claros.

## Higiene

Llamamos higiene a la limpieza en la que empleamos detergentes, por ejemplo, al hecho de lavarnos las manos, la ropa, el suelo. En definitiva, lavar con agua y jabón.

En nuestro salón o área de trabajo procederemos a limpiar superficies y suelos. Llevaremos limpios nuestros uniformes o ropa de trabajo. Haremos uso de guantes y toallas limpias con cada clienta. Es muy importante que nos hagamos también con aspiradores con filtros HEPA. Estos absorben las micropartículas de polvo y esta es una muy buena iniciativa para nuestra salud.

Delante siempre de nuestra clienta procederemos a lavar nuestras manos y, a ser posible, le indicaremos a ella que se las lave también. Así, evitamos cualquier tipo de infección. Si no podemos lavarlas con agua y jabón, por lo menos, con un buen higienizante de manos, limpiaremos primero las nuestras y, seguidamente, las de ella.

Debemos higienizar nuestras herramientas y utensilios antes del siguiente paso, que es la desinfección. Deben estar sumamente limpias, ya que, si no, el proceso no dará resultado. La suciedad y restos de materia orgánica favorecen, en algunos casos, la corrosión de nuestras herramientas.

Para llevar a cabo una perfecta limpieza es aconsejable usar ultrasonidos que, utilizados junto a su solución limpiadora, darán como resultado una óptima limpieza.

## Desinfección

Con una buena desinfección vamos a destruir posibles virus, bacterias y hongos de aquella superficie que ha podido tener contacto directo con la piel de la clienta. La desinfección solo se podrá hacer efectiva en superficies y materias inertes, sin vida. La formulación de los productos con los que se realiza solo permitirá que se lleve a cabo con un resultado fiable cuando la zona a desinfectar esté totalmente limpia de jabones, aceites o cualquier otra suciedad. Debe estar muy limpia. Una vez que utilizamos desinfectantes, hay que esperar de 3 a 5 minutos para que hagan su efecto. No funcionan al instante, hay que esperar. La piel no se debe nunca tratar con desinfectantes, pues es perjudicial para ella.

Con una buena desinfección acabamos con casi el 90 % de los microorganismos, pero debemos tener en cuenta que el 10 % que resiste está formado por muchísimas esporas y bacterias. Por eso es supernecesario hacer el siguiente paso: la esterilización.

Tenemos dos maneras de desinfectar nuestras herramientas: o bien usando métodos químicos o bien aparatología tipo germicidas.

Los métodos químicos solo se aplicarán a los objetos, nunca en la piel. Tienen un alto poder germicida y bactericida. Los más comunes son:

— **Glutaraldehído:** se utiliza por inmersión y diluido al 2 %. Desinfecta en 45 minutos y, si lo dejamos en inmersión 10 horas, llega a esterilizar. Importante no mezclar instrumental de acero con aluminio, ya que reaccionan entre sí.

— **Alcohol de 70 %:** no es uno de los más utilizados, pues su efectividad solo llega al 75 %.

— **Hipoclorito de sodio:** lo tenemos en todas las casas y todos alguna vez lo hemos usado para desinfectar. Es lo que comúnmente llamamos lejía.

Uno de los germicidas más conocidos es el que emplea radiaciones electromagnéticas, también conocidas vulgarmente como rayos UVC. Estos actúan sobre el ADN de los microorganismos para que no se reproduzcan, aunque no es muy adecuado para desinfectar, ya que no son muy penetrantes. Los aparatos y cajas de luz ultravioleta (UVC) nunca van a esterilizar. Es un método muy bueno para almacenar las herramientas una vez que estén limpias y desinfectadas. La energía UV o luz UV no penetra en el interior del instrumento o herramienta, por lo que no llega a todas las caras de una fresa, ni a las cuchillas o puntas de un alicate. Un buen dato a tener en cuenta es que la Agencia de Protección Ambiental de Estados Unidos (EPA) recomienda solo líquidos químicos para desinfectar nuestras herramientas.

### Esterilización

Es la destrucción completa de toda vida microscópica. La esterilización se hace por medio de aparatos de calor seco o calor húmedo. No todo se puede esterilizar. Este proceso nos vendrá de lujo para herramientas y utensilios del trabajo. Cierto es que en un salón de manicura y pedicura será imprescindible la desinfección de nuestras herramientas, mientras que la esterilización será opcional, aunque sea 100x100 recomendable.

Antes de ver el protocolo correcto para una buena esterilización de tus herramientas de trabajo, vamos a enumerar aquellos aparatos que se encuentran en el mercado para llevar a cabo dicha esterilización. Podemos encontrarlos de dos tipos:

1. ESTERILIZADORES DE CALOR SECO: con este tipo de aparatos es necesario alcanzar temperaturas más elevadas y mantener nuestras herramientas más tiempo para una buena esterilización, ya que tienen menos capacidad de calentar la pieza. Alcanzará su objetivo con 1 hora a 170 grados o 2 horas a 160 grados. Los más comunes son:

— **Olla térmica de bolas de cuarzo:** calentador eléctrico cuyas perlas alcanzan una temperatura de 220 grados.

— **Horno Pasteur:** alcanza una temperatura de 190 grados. Es aire caliente. Las herramientas pueden estar envueltas en un papel especial para luego conservar su esterilización.

— **Esterilizador por resistencias eléctricas:** como su propio nombre indica, son resistencias que producen calor de unos 100 grados aproximadamente.

2. ESTERILIZADORES DE CALOR HÚMEDO: utilizados para esterilizar elementos metálicos como el acero inoxidable y el vidrio.

— **Autoclave:** Es ya muy común el encontrárnoslo en salones de belleza. Es muy utilizado en clínicas dentales y clínicas médico-estéticas, especialmente los llamados autoclaves de clase b. Tienen dimensiones reducidas, son pequeños. Y son autoclaves médicos, por lo tanto, son los que nos interesa usar en el mundo de las manicuras y, en general, en el mundo de la estética. Tienen un precio que oscila desde los 500€ hasta los 2000€ aproximadamente, a diferencia del horno de calor seco, que es bastante más barato pero, a su vez, también bastante más lento. El autoclave tiene un sistema totalmente hermético que alcanza temperaturas superiores a 120 grados. Meteremos las herramientas en bolsas de un material especial, cerraremos herméticamente y dejaremos actuar al calor unos 20 minutos. Si la temperatura alcanzada es de más de 120 grados (pueden llegar hasta los 160 grados), lo dejaremos actuar tan solo 10 minutos.

Para saber si un autoclave funciona correctamente, tanto en temperatura como en presión, habrá que ir haciéndole cada cierto tiempo una prueba de esporas. La espora (una semillita de hongo) la pondremos en el autoclave y, después de haberla tenido el tiempo que nos indique su distribuidor, la mandamos a analizar a un laboratorio. Si el resultado revela que hay alguna espora que ha sobrevivido es que nuestra autoclave no funciona correctamente. En internet venden este tipo de *kits* de bolsas con esporas.

Una vez que ya tenemos conocimiento de todo lo que necesitamos en nuestro salón para una correcta limpieza, desinfección y esterilización, vamos a explicar paso por paso cómo lo haríamos. Recrearemos qué es lo que debemos hacer desde el primer contacto con nuestra clienta.

Empezaremos el trabajo en nosotros mismos. Tendremos que lavarnos las manos al menos 60 segundos y darnos con un cepillo de cerdas naturales o de plástico en todas nuestras uñas. Es justamente en el borde libre de nuestras uñas donde se acumulan más sustancias de desecho y bacterias indeseables. Este paso lo tomaremos como rutina entre una clienta y otra.

Como ya hemos comentado, lo ideal sería que la persona a la que vamos a ofrecer el servicio de manicura también se lave las manos, para así evitar que contamine con cualquier tipo de patógeno que traiga de la calle. Aunque veamos que tanto nuestras manos como las de ella están limpias, vamos a rociar con unos pequeños golpes de espray de un buen higienizante. Una recomendación es usar guantes de nitrilo para cada manicura. Los de nitrilo son bastante mejores que los de látex, pues estos últimos, aparte de producir alergia, no son resistentes a según qué productos. Un guante, indistintamente del material del que esté hecho, debe ser cambiado cada hora u hora y media.

Ahora es el momento de abrir delante de nuestra clienta nuestro material, ya esterilizado y metido en nuestras bolsitas de almacenamiento. Yo, personalmente, tengo la costumbre de utilizar una lima y cepillo para cada clienta. Si es la primera vez que viene, cogeré una lima y cepillo nuevos para ella. Si, por el contrario, es ya clienta de mi salón, le buscaré la bolsita con su nombre, que tengo guardada en un departamento específico junto al resto de bolsitas de mis clientas. Si lo pensáis bien, el coste de una lima y un cepillo es mínimo, máximo tres euros como mucho. Se lo cobraremos en su primera visita. Por supuesto, se lo decimos, para que vea que su próxima visita será más económica. Podéis ofrecerle la opción de llevársela a casa, si desea, y traérsela en su próximo servicio. La mayoría la dejan en tu salón para que tú la guardes a buen recaudo.

Si vosotros por el contrario deseáis tener la misma lima para todas las clientas, debéis desinfectarlas muy bien, ya que no se pueden esterilizar. Lo primero que haremos será lavarlas con mucho mimo pues, si no están prehigienizadas, el desinfectante no hará su función. Una manera de limpiarlas es introducirlas en una solución de 10 % de lejía y 90 % de agua, o en alcohol isopropílico al 70 % y 30 % de agua. La dejaremos actuar durante 10 minutos. Seguidamente, se enjuagan muy bien con agua y se dejan secar en un lugar muy limpio. No vamos a sellarlas en ninguna bolsa, ya que necesitamos que no tengan humedad. A continuación, las desinfectaremos con nuestro producto y lo dejaremos actuar durante un tiempo razonable ya que, como os comenté, ningún desinfectante tiene efecto al instante.

Otro material que tendremos preparado en nuestra mesa y que abriremos siempre delante de nuestra clienta será la bolsita cerrada herméticamente y en cuyo interior estarán fresas, tijeras, alicates y empujador de cutícula, previamente esterilizados. Os cuento cómo debéis hacer dicho protocolo de limpieza, desinfección y esterilización de estas herramientas y utensilios.

En primer lugar, vamos a limpiar nuestras herramientas con agua y jabón, ayudándonos con un cepillito y manteniendo todas nuestras herramientas abiertas (tijeras y alicates). Enjuagamos muy bien con agua y las introducimos en un ultrasonido. Preferiblemente, que caliente (máximo 60 grados) el agua junto con nuestro detergente. Este detergente enzimático específico hace que disminuya la biocarga y retira los residuos. Dejamos que actúe unos 15 minutos. Lo ideal es que cada fabricante te informe del tiempo que debe estar para alcanzar una óptima desinfección. Pasado ese tiempo, sacamos las herramientas siempre con guantes y enjuagamos de nuevo muy bien con agua para que no se oxiden. Las depositamos en un recipiente, que previamente tendremos preparado con una solución de Glutadina, durante 5 minutos. Otro desinfectante superbueno es el utilizado en algunos hospitales, el llamado Daropol. Este último ya no necesita aclarado. Es importante, por último, secar todo muy bien antes de meterlo en bolsas.

Los desinfectantes no duran más de 5 días a la intemperie, por lo que, pasados estos días, hay que desecharlos y tirarlos.

A la hora de meter nuestras herramientas en las bolsas, debemos colocarlas adecuadamente y no a lo loco. Lo primero, y lo más importante, es que nuestra bolsa tenga el espacio suficiente y que no queden unas encima de otras, sin orden. Estas bolsas deben ser aptas y adecuadas para esterilización en autoclaves de vapor, no olvidéis exigírselo así al distribuidor que os las facilite. Deben traer unos indicadores químicos o chivatos, que cambian de un color marcado a otro, dependiendo de si el ciclo ha finalizado o no y, por tanto, el protocolo de esterilización ha llegado a su término. Si tuviéramos que meter varias bolsas en nuestro autoclave, las meteríamos siempre mirándose de cara. Es decir, las bolsas tienen dos caras: una de plástico trasparente y la otra de papel; hemos de introducirlas uniendo la cara de plástico con la otra de plástico y la de papel con la de papel. Todo esto lo haremos para que no se peguen entre sí y así asegurarnos de que el vapor llega a todos los huecos. Así lo aprendí de mi compañera y amiga Ioana, una muy buena conocedora de los autoclaves.

Como último consejo os diría que os hagáis con más de un par por utensilio o herramienta que tengáis costumbre de usar, así podréis ir usándolos sin tener que esperar el proceso de esterilización entre clientas.

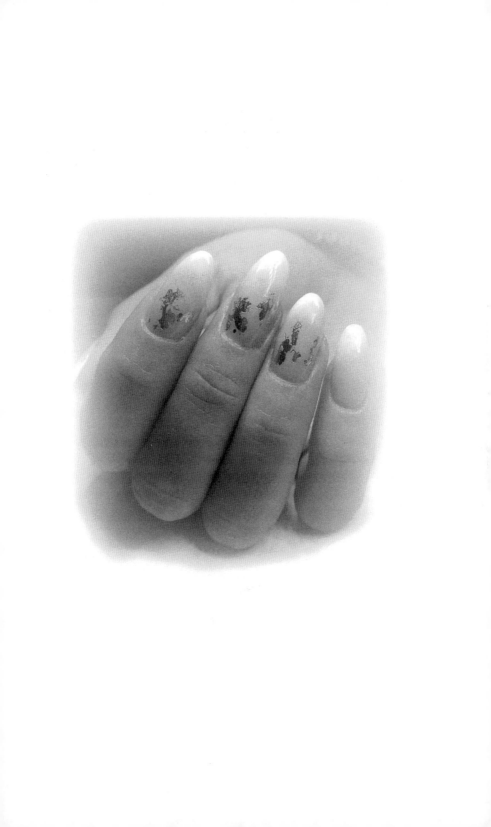

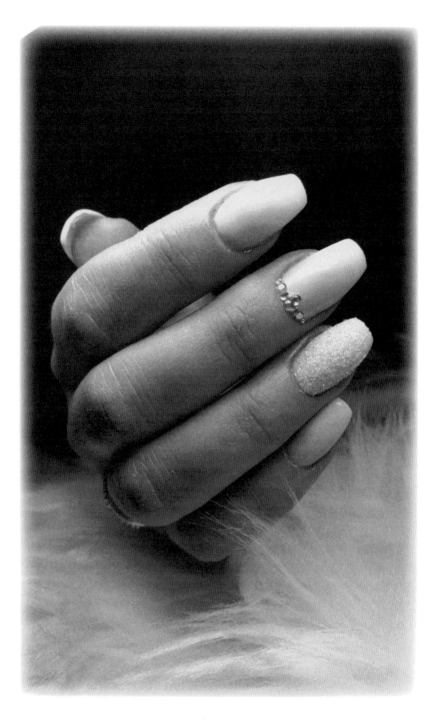

CAPÍTULO 8

# Iniciación al *soak off*

También llamado esmalte semipermanente. Y sí, está escrito correctamente, es semipermanente. En muchas ocasiones oiréis decir *esmalte permanente*, pero realmente no lo es. No es un esmalte que dure para toda la vida, sino que es renovado cada dos o tres semanas como máximo.

El esmalte semipermanente recibe diferentes nombres, en función del *marketing* de la marca o casa que lo fabrique: Gel Polish, Gelish, Shellac, etc. La denominación de *soak off* surge de su uso en las competiciones de uñas internacionales y, como su nombre indica, se trata de algo que se puede retirar fácilmente con producto.

Los esmaltes semipermanentes o gel *polish* tienen en común componentes que hacen perfecta su formulación. Y estos son:

— **Poliuretano:** este componente le ofrecerá muchísima protección e impermeabilidad. Lo protegerá con una capa o película para que no penetre nada, ni aceites, ni humedades, ni nada que lo estropee.
— **Acrilato:** los acrilatos son compuestos derivados del petróleo que se forman a partir de pequeñas moléculas denominadas

monómeros. Estas partículas diminutas se encadenan unas a otras y forman polímeros más grandes a través de reacciones químicas que necesitan de la luz ultravioleta. La doctora y dermatóloga Antonia Pastor, miembro de GEIDAC (Grupo Español de Investigación de Dermatitis de Contacto y Alergia Cutánea) y de la AEDV (Academia Española de Dermatología y Venereología), nos explica todo este proceso y lo ejemplifica con el concepto de un collar de perlas, en el que cada perla sería el monómero y el collar entero el polímero. También nos alerta de lo delicado que puede llegar a ser un producto con estos componentes si no se trabaja como es debido. Tendremos en cuenta que el polímero es una molécula muy grande, por lo que es casi imposible que penetre en nuestra piel, pero los monómeros poseen moléculas más pequeñas y con ellos sí hay que tener más precaución a la hora de trabajar.

— **Oligómero:** se puede definir como un compuesto formado por muchas partículas de polímeros juntas que hace posible el gel.

— **HEMA:** hethil de metacrilato. Estructura molecular que nos ayuda a la adhesión del producto en la uña sin necesidad de limarla mucho y nos ayudará cuando deseemos quitarla; se retirará fácilmente con un removedor.

— **Monómero:** lo llevan todos los productos para uñas. En el caso de los esmaltes semipermanentes, cuanto más brillantes y líquidos sean, más monómeros tendrán.

— **Pigmentos:** dotan de color al esmalte.

Y dejo para el final el famoso mito del trío tóxico. Los tres componentes que han sido denominados como *los venenos del esmalte*. Resolvemos el enigma.

— **Tolueno:** fue revisado en la Unión Europea y llegaron a la conclusión de que es seguro hasta en un 25 %, que es su concentración. No obstante, dejaron de añadir este componente a la formulación de los esmaltes semipermanentes porque descubrieron que era un compuesto orgánico muy volátil y que hacía daño a nuestra capa de ozono y se retiró del mercado. Pero en ningún caso fue por su toxicidad.

— **DBP (talato de dibutilo):** aunque lo tacharon de tóxico, jamás pudieron evidenciar que hiciera daño. Cierto es que otros tipos de talatos sí son dañinos en cosmética y ya están identificados como peligrosos y retirados de la composición de los esmaltes semipermanentes.

— **Formaldehido:** este componente es un gas específico. Solo se puede añadir en los cosméticos en un porcentaje mínimo de milésimas. Comprobaron que, en estas proporciones tan pequeñas (que son prácticamente como las que generamos nosotros mismos en nuestro cuerpo, para producir sustancias necesarias para vivir) es seguro. Este componente también suele encontrarse en alimentos como las manzanas, zanahorias, patatas, sandías, champiñones, espinacas, uvas, etc. Ya veis que es un componente natural y orgánico. Está presente en nuestra respiración y en nuestro flujo sanguíneo. Gracias a este gas producimos nuestras proteínas. Cierto que es tóxico, pero en la industria de las uñas solo se utiliza en un porcentaje superbajo.

Algún día llegaréis a oír (si no lo habéis oído ya) sobre los esmaltes 3 *free*. La verdad es que todo esto es un poco el timo de la estampita. Es puro *marketing*. Luego empezaron a vender los esmaltes semipermanentes con este reclamo. Llegaron a ser hasta *6 free*. Y gracias a estudios de verdaderos investigadores en el mundo de las uñas, como Dough Schoom, se comprobó que ningún componente de los esmaltes semipermanentes hace daño al lecho ungueal, ya que no hay ningún componente que penetre en el cuerpo humano.

Imprescindible es hablar de los esmaltes veganos que ahora se han puesto tan de moda. En realidad, son muy pocos los esmaltes que tienen componentes que procedan del mundo animal y, por lo tanto, podemos decir que casi todos los esmaltes podrían ser veganos.

Solo hay algo de animal en algunos casos. En algunos esmaltes, en según qué tonos de rojos, aún usan carmín como pigmento. Este pigmento se extrae de los insectos y puede causar una reacción cutánea de moderada a grave en personas sensibles a él. Pero tranquilos, se supone que debe ser advertido en sus etiquetas de composición.

Otras casas de esmaltes usaban una determinada arcilla natural para darle grosor a sus texturas de esmaltes. A esta arcilla se le añadía, en muy poquita cantidad, cebo de vaca. Ya son muy pocas casas las que lo hacen.

Se dice que hace muchos años se usaban (ya no se usan) escamas de peces para potenciar el brillo.

Con todo esto aprendemos que lo de utilizar el término *vegano* es más que todo un reclamo relacionado con el estilo de vida, no con la salud, tal y como opina Dough Schoom.

Al igual que hemos hablado de lo curioso de los esmaltes veganos, tenemos que hablar de los esmaltes con certificado HALAL. Este certificado significa que está aprobado y permitido por la ley islámica. Han creado para las mujeres musulmanas estos esmaltes con certificado HALAL, como hicieron con la comida, en el aspecto vegano o en la cosmética. Puro *marketing*. Curiosamente, las mujeres musulmanas tienen que hacer tres veces al día, una por cada rezo, un lavado espiritual de wudu. Esto conlleva lavarse con mucha agua, muy bien, para que su rezo sea perfecto; si no, no lo consideran un rezo digno. Deben estar purificadas con abundante agua. Si ellas se maquillan las uñas con esmaltes, este impedirá que laven sus uñas. Por ello, inventaron el tema del certificado HALAL para algunos productos de uñas. Pero, de nuevo, no deja de ser puro *marketing*. Es falso. Ningún esmalte de uñas deja penetrar agua ni vapores a la placa ungueal o uña.

La calidad de los productos y su correcta utilización hará que tu trabajo sea exitoso y que jamás te genere ningún problema. Los productos buenos son aquellos que tienen sus fichas técnicas y sus hojas de seguridad accesibles al público. Esa hoja de seguridad se llama SDS. Es bueno que la tengamos. En muchos países es obligatorio tenerla. Aquí en España no, pero si quieres tenerla, solo con pedírsela a tu distribuidor será suficiente. En esa hoja debe venir muy claro el nombre del producto. Allí vendrá también si contiene algún ingrediente que sea malo para la salud. Es decir, si tiene un riesgo potencial. Si es así, te explican los primeros auxilios a tener en cuenta y te facilitan un número de emergencias. Te informan sobre el modo correcto de almacenarlo y sobre cuál es su manejo. Bueno es saber si tus productos están representados en países como Japón, Estados Unidos u otros del continente europeo, ya que eso significa que han pasado por pruebas de calidad.

Cuando nos pongamos a trabajar y tengamos nuestro primer contacto con la uña natural, ya conoceremos de antemano la anatomía de nuestra uña y qué misión tiene cada parte de ella, sabremos la importancia de respetar todas estas zonas para no dañar nunca la uña natural. Se supone que lo que nosotros vamos a hacer es añadir un producto a nuestra uña para embellecerla y no para estropearla. Es por eso que tenemos que trabajar conociendo todos los pros y contras que conllevan ciertos productos o ciertas prácticas.

Para empezar, comenzaremos limpiando la uña y sus pieles de alrededor. Empujaremos cutícula, pero cuidado, procuraremos llevarla para su parte proximal, para así poder trabajar relajadamente el eponiquio. Vamos a raspar la uña para retirar las células muertas, pero no tocaremos piel. Usaremos la fresa de diamante fina, esta no daña la piel. Pondremos el torno en velocidad baja, de 4000 a 6000 rpm. La fresa siempre estará paralela a nuestro lecho, nunca en vertical. El manípulo o lápiz de nuestro torno pesa y, aunque creamos que no hacemos presión, si el lápiz tiene posición vertical, sin darnos cuenta podríamos estar ejerciendo demasiada fuerza. Vamos a limar por encima la uña natural y la dejaremos sin brillo. Las capas superficiales de las uñas no tienen brillo, son opacas, por lo que lo que retiramos es el aceite que está impregnado y que ensucia la uña. Precisamente por esto, solo hay que limar muy poquito. Limpiamos a su vez por la parte del eponiquio y por los laterales ungueales. Usaremos un buen alicate o tijera para cortar la piel y, por último, cogemos una lima de gramaje 240 para uña natural y empezaremos a darle forma al borde libre. Haremos este mismo protocolo con todas las uñas de los dedos.

Una vez hecho el proceso de limpieza, llega el momento de deshidratar la uña. Nuestra uña tiene un 15 % de humedad. El aumento de agua hace subir la presión y esto hace que se cree una fuerza que empuja el esmalte hacia arriba y que lo despega de la placa ungueal. Por los canales que contiene nuestra uña circulan aceites y agua; cuando estos se taponan con el producto que aplicamos sobre ellos, cambia la velocidad de circulación y baja el ritmo, por lo que aumenta el agua acumulada y la presión. Aunque parezca una tontería, la trasmisión de la humedad puede hasta deformar la estructura de la uña. De hecho, muchas de las deformaciones de las uñas vienen dadas por el exceso de agua.

A la hora de poner el deshidratador hay que darse un poco de prisa y aplicar el producto lo más rápido posible porque el proceso de deshidratación no es duradero. Dependerá del nivel de humedad de la habitación y de la capacidad de absorción que tenga la uña. La absorción, como os comenté en capítulos anteriores, dependerá en gran medida de si la uña previamente ha sido bien limpiada con agua, jabón y un buen *cleanser*, higienizante o sanitizante. Con esto disminuimos la carga bacteriana de la superficie, ya que lleva casi el 70 % de alcohol. Intentaremos no abusar mucho del *cleanser*, pues reseca mucho. Tras este proceso, la uña estará totalmente receptiva. Este sería el protocolo correcto, pues cuando usemos la brochita del deshidratador no se humedecerá, lo que contaminaría nuestro bote. Una vez colocado el deshidratador en las uñas, se irá secando paulatinamente, y es a partir de ese momento cuando tenemos que empezar a trabajar la uña.

Pondremos un *bonder* mejor que un *primer*. Tened en cuenta que el esmaltado se lo harán como mínimo cada dos semanas y no sería aconsejable poner tanto *primer* con tan poco tiempo entre una y otra manicura. Hoy ya hay *bonders* que no necesitan secar en lámpara. Pondríamos una capita finita de este o de uno que seque en lámpara. Los que necesitan lámpara para su secado es porque en su composición llevan algo de base de gel. Estos productos deben ser aplicados correctamente. Observaremos qué tipo de uña tiene. El *bonder* lo pondremos en uñas mixtas, normales o secas, pero nunca en uñas grasas o lipídicas. No se recomienda en uñas grasas porque crearía una segunda capa de grasa y el producto se desprendería casi con total seguridad. Según lo estudiado, una uña joven genera más grasa, por lo que es más blandita, mientras que una uña madura genera cada vez menos grasa, por lo que es cada vez más seca y, por tanto, más dura.

No por poner más cantidad hará más efecto, sino todo lo contrario: la uña cada vez contendrá menos queratina y tendrá menos adherencia. En función de la lámpara que tengas, la harás funcionar más o menos tiempo. La duración recomendada de secado viene indicada por el fabricante de cada uno de los productos.

Más adelante hablaremos de las distintas lámparas que hay en el mercado y la importancia de optar por una de calidad.

Tendremos ya nuestra mesa preparada con una buena base normal o *rubber*, el color que quiera nuestra clienta, el *top coat* (brillo) y aceite de cutícula. A riesgo de ser pesada, voy a repetir lo importante que es para nuestra propia salud y la de nuestra clienta que todos los productos que usemos en un servicio sean del mismo fabricante. De esta forma, nos aseguraremos y no tendremos ninguna duda de que los componentes de esos productos son totalmente compatibles entre sí y contaremos con la certeza de que no nos van a provocar ninguna reacción alérgica ni ninguna dermatitis por contacto, ya que han sido inventados, comprobados y testados en la misma fábrica.

Una vez que nos aseguremos de que ya está bien seca la capa de *bonder*, empezamos a poner una capita muy finita de base. En el mercado encontramos distintas bases con diferentes colores o texturas. Usaremos la que más nos guste o la que mejor le venga a nuestra clienta. Hay que tener muy en cuenta que puede ser que le queme el producto una vez introduzca los dedos en la lámpara. Hay que advertírselo siempre, para que no le pille por sorpresa. Si le quema puede ser por varios motivos. Uno de ellos, porque nuestra capa de base sea bastante gruesa y la lámpara con la que lo estamos secando libere demasiada energía UV para curar el gel. Otra opción es que la lámpara sea demasiado potente y le queme, lo que conlleva el riesgo de que sufra una onicolisis. Otro de los motivos por el cual puede quemar el producto al introducirlo en la lámpara es que la uña esté muy castigada por haber sido limada en exceso y esté muy fina. Sin protección, el lecho ungueal está muy vulnerable y sensible. El lecho ungueal no tiene detectores de calor, pero sí de presión. Estos harán que se activen los del calor. Esto es una rueda: si nuestro lecho se calienta, activará los detectores de presión y creará sensación de ardor y quemazón pasados los 46 grados. Tendremos que fijarnos en las indicaciones de los fabricantes. Si un esmalte o gel está diseñado para ser trabajado con lámparas UV, su secado será correcto y no producirá quemazón; pero si secamos con lámpara LED, nos quemará. Si sacamos la mano porque nos quema, el proceso de secado no se para, solo se ralentizará.

Podemos comprobar que, al sacar la uña de la lámpara, tanto en las bases como en los esmaltes, e incluso en los *top* finalizadores o brillos queda una capa pegajosa. A esa capa pegajosa se la denomina capa de inhibición (aunque se la llama comúnmente capa de dispersión). Esto ocurre por entrar en contacto con el oxígeno. Las cadenas de los polímeros con el oxígeno se detienen y dejan de crecer. Por eso se queda esa película de gel. Tranquilos, hablaremos más de ella en el apartado de los geles de construcción.

Llegó la hora de darle color a la uña. Vamos a tener en cuenta los pigmentos que lleve el esmalte que vamos a usar, porque de esto dependerá el tiempo de exposición en la lámpara y el grosor que debemos dar a la capa. Al llevar pigmentos, la polimerización es bastante más lenta porque la luz no pasa entre ellos. Los colores que contengan mucho pigmento y aquellos que lleven subtonos amarillos, tipo verdes, naranjas, etc., hay que secarlos en lámpara, con capas muy finitas, para que les pase bien la luz. Los que son translúcidos no tendrán este problema.

Sabiendo ya este pequeño, pero no por eso menos importarte, detalle del color, aplicamos una primera capa fina sin llegar a la cutícula. Cuando ya esté perfectamente maquillada, cogeremos un pincel finito y lo mojaremos con una mota de esmalte. Con movimientos muy sutiles, casi acariciando la placa ungueal con el esmalte, vamos pintando la zona de cutícula y laterales, para con ello no manchar las pieles.

Aquí es importante recalcar que, si anteriormente nos hemos pasado haciendo un gran bolsillo en la zona de la cutícula, no debemos introducir esmalte en la profundidad de este. Si lo hacemos estaremos actuando de manera inadecuada, ya que, en algunas ocasiones, se sobrepasa con las fresas a la hora de tratar la cutícula con el riesgo de que la cutícula vuelva a su posición inicial y a que el secado en lámpara de ese esmalte no sea efectivo, porque la misma cutícula hará sombra en él. Por supuesto, estamos exponiendo a la clienta a que se le desarrolle una posible alergia en un futuro. Cierto es que, para la clienta, es más bonito que se haga así, pues la mayoría te dice que llegues hasta el final, porque estéticamente queda mejor y porque, indudablemente, les durará más el esmalte y tardarán más en venir al relleno. Pero no es bueno para ellas y debemos informarles de por qué no lo hacemos.

Metemos en lámpara esta primera capa y dejamos actuar el tiempo que nos aconseje el fabricante (normalmente son 60 segundos entre capas). Maquillamos o pintamos una segunda capa. Ya no es necesario llegar a cutícula con el pincel. Llegaremos con la brochita del esmalte hasta donde podamos. Intentamos no llegar a la piel para no mancharla. Con los esmaltes de última generación no es necesario sellar en la punta. Esto quiere decir que no habrá que pintar el filo de la uña para que no se encoja y se mueva al meterlo en la lámpara. Antiguamente, y aún sigue pasando con algún que otro semipermanente o gel, encogía en la lámpara por su composición, ya que las moléculas se unen entre sí. Si alguna cliente, durante su manicura, nos confiesa que está notando como una especie de tirantez, posiblemente sea por un exceso de curación. Es probable que la lámpara con la que estemos secando sea muy potente y las moléculas de este gel o semipermanente se hayan contraído demasiado fuerte, lo que tendrá como consecuencia que su estructura química se rompa y, por tanto, se mueva.

Algunos colores pueden cambiar a la hora de meterlos en lámpara. Esto es debido a que la energía UV choca con algunos enlaces químicos del color y, automáticamente, los corta por la mitad. Entonces, la estructura química del color se ve afectada y empieza a cambiar lentamente. Esto ocurre también con el sol. Si nuestro esmalte no lo protegemos con el *top coat*, el sol hará de tijera y cortará la estructura del color por la mitad. Por esto, siempre es bueno y necesario darles un brillo final a nuestros trabajos de manicura, para que no varíen de color.

Esta capa muy finita de *top coat* o brillo será el último paso. Los brillos o *top coat* nos los encontraremos en el mercado con capa o sin capa de inhibición. Los que no tienen capa son más gruesos y, en consecuencia, más duros. Existe la posibilidad de que, si le pones una capa muy gruesa, esta se craquele y dé la sensación de que la uña se ha partido. No es la uña, es el brillo lo que se ha partido.

Podríamos poner después, si quisiéramos, un brillo mate. Pero recordad siempre que el brillo que nos venden como mate no es un brillo, es un efecto. Así que tendremos que sellar nuestro color con un brillo normal, secarlo y luego poner el brillo mate y volverlo a secar. De esta manera, quedará protegido el color y con efecto mate.

Os contaré un truquillo que me enseñó mi gran amigo Willy. Para finalizar un buen esmaltado, después de darle las dos capitas de esmalte, vamos a poner una capita finita de brillo, con capa de inhibición. Metemos en lámpara. Cuando esté seca, pulimos con un *buffer* o con una lima de 360 y volvemos a poner una capa de brillo, pero esta vez sin capa de inhibición. Secamos… y perfecto.

Para terminar un servicio excelente tenemos que poner una gotita de aceite de cutícula en todas las uñas. Pero, como su nombre indica, lo pondremos en la cutícula. Cogemos un algodón o gasa y daremos un pequeño masaje en ellos para que se absorba el aceite. En ningún momento, si nuestra manicura se ha hecho correctamente, va a afectar al resultado de la misma. Ni se irá el brillo ni se levantará el esmalte. Solo resultará perjudicado en caso de que esté mal trabajado. Entonces sí que es cierto que el aceite de cutícula ayudará a que se levante más rápidamente.

El aceite de cutícula es la única sustancia que puede nutrir y alimentar la uña, al igual que lo hace el riego sanguíneo. No existen productos para fortalecer la uña, eso es falso, ya que no existe nada que entre o penetre en la uña o placa ungueal. Cuando nos dicen que el aceite de cutícula lleva vitamina E, no es para que nuestra uña se enriquezca con esa vitamina, sino que la usa como antioxidante. La vitamina E es tocoferol y protege la queratina de la uña frente a detergentes, limpiadores, etc. Cuando aplicamos aceite de cutícula, lo hacemos con la intención de aliviar la sequedad producida por los limpiadores o por el taponamiento de nuestra placa. Los aceites no tienen agua, pero producen como una especie de barrera o de pantalla para que se produzca humedad en la placa de la uña. Esa humedad hace que aumente el nivel de agua en la placa ungueal. El aceite de cutícula es realmente sano para el correcto desarrollo y crecimiento de nuestras uñas. No hay nada que haga crecer más las uñas, pero las hace más fuertes. La sensación que nos da es que crecen más, pero es porque, al ser más fuertes, no se rompen.

A continuación, os enseñaré la forma de retirar el esmaltado después de dos o tres semanas de la puesta. Hay dos maneras de hacerlo:

— **Retirada con producto químico:** A la hora de retirar un esmaltado con producto químico siempre hay que limar, en primer lugar, la capa de brillo que pusimos en el esmaltado. Esa capa, como os comenté, aparte de proporcionarle brillo protege al color de cualquier agresión. Si no retiramos esa capa o si no la limamos dejándola porosa, cualquier producto que le pongamos no penetrará. Es por eso que, obligatoriamente, debemos limar el brillo y dejarlo poroso, para que nuestro producto penetre y haga su efecto.

Para la retirada del esmalte existen unos productos llamados removedores. Estos removedores tienen, como componente principal, la acetona. Componente que disfrazan con aromas y perfumes para que su olor sea más agradable. Siempre se ha comentado que la acetona era un líquido no muy bueno para nosotros, los manicuristas. Pero, en realidad, conociendo sus principios, no es para tanto. La acetona, como ya es sabido, se crea y se genera en nuestro cuerpo. Es una sustancia soluble, al igual que ocurre con el agua. Son dos sustancias muy parecidas, de hecho encajan juntas perfectamente y son compatibles, como todo lo que es soluble. Las dos se absorben en la placa de la uña. La acetona seca bastante más rápido, no se acumula en la placa, cosa que sí le pasa al agua, que se detiene más en el placa. Por el contrario, cuando la acetona se evapora en la uña, arrastra parte de agua. Es por eso que la acetona seca muchísimo más la uña. Pero solo hace eso, secarla, deshidratarla. No hay que abusar de la acetona: como todo lo que se hace en exceso, es malo.

Si vamos a usar acetona, preferiblemente que sea buena. Esa será aquella que tenga entre 97 o 99 grados. Si la compramos barata, llevará más aceites de lo normal y al final se levantará el producto que pongamos a continuación en las uñas.

La manera de proceder para una retirada de esmalte sería, primero, limar la primera capita del brillo y dejarla porosa. Coger dos algodones que empaparemos en acetona y que colocaremos encima de nuestra uña, que cubriremos con un poquito de papel de aluminio. Dejamos actuar entre 6 y 8 minutos. Pasado este tiempo, retiramos y, si no nos ha quedado algún resto, esperaremos unos 5 minutos más a que esa uña recupere algo de su humedad (está muy sensible sin ella), y luego nos ayudaremos con un palito de naranjo a retirar lo que esté levemente adherido aún. Esta es la manera correcta. En algunos salones, menos mal que ya quedan pocos, introducen las manos, durante al menos 10 minutos, en un bol con acetona dentro para retirar el esmaltado. Eso es extremadamente negativo. Con esto lo único que conseguiremos es que nuestra uña se vuelva tremendamente blanda y nuestra piel se reseque al cien por cien. Y, ojo, porque con ese sistema la acetona penetra en nuestro organismo y en nuestro riego sanguíneo.

— **Retirada con torno:** Utilizaremos la fresa flauta de diamante media, preferiblemente de barril. Nuestra velocidad en el torno será media tirando a baja, como de 8000 a 10.000 rpm. Con un movimiento suave y en paralelo, iremos recorriendo nuestra placa, casi acariciándola. Nos movemos continuamente. Nunca dejamos la fresa en el mismo sitio, pues llegaríamos a quemar. Por supuesto, tampoco haremos ninguna presión. Recordad, acariciando. Tenemos que conseguir que nuestro color se pulverice como si se tratara de harina, nunca daremos bocados ni tropezones. Trabajaremos en vertical en los laterales y con movimientos desde cutícula al borde libre. Si queda algo de residuo, haremos movimientos de un lado a otro, y en los laterales trabajaremos con la punta. Siempre procederemos de la misma manera y con los mismos movimientos. Primero de cutícula al borde libre y luego horizontalmente.

Tanto si usando este método como el de la acetona nos percatamos de que a la clienta se le queda manchada su placa de uña, posiblemente sea consecuencia del pigmento añadido al esmalte que llevaba. O incluso por otra razón más común, y es que la primera capa de base no se secará bien y, al poner el color, la tintada de este se mezclará con la base húmeda, quedando ahí y penetrando en la uña. Recordad siempre, el producto que no cura o que no se seca bien en lámpara, se quedará más poroso y se ensuciará. En cambio, si se seca o se cura bien, no estará poroso, y estará bien sellado. Se podría tratar de solucionar limando un poco esa capa de uña.

Cuando retiramos los esmaltados semipermanentes, la mayoría de las veces la clienta nos dirá que tiene la sensación de que sus uñas están más blanditas. Esto ocurre porque tiene aún un contenido de humedad entre un 10 % y un 15 % más alto, y esto le durará de 12 a 24 horas. Pasado este tiempo su uña se recuperará y volverá a endurecerse. Puede ocurrir que, en el limado de preparación, nos comamos excesivas capas. Un gran error. Por eso, es conveniente que el trabajo de manicura siempre lo realice un buen profesional y que se tome su tiempo. Los recubrimientos no hacen daño, solo una mala puesta o retirada.

# Agradecimientos

La primera edición de este libro ha podido ver la luz gracias a la colaboración y al apoyo brindado por una de las principales marcas de productos para uñas, muy reconocida en el sector, que se ha erigido como referente de calidad. Una casa que llamó poderosamente mi atención, el año que la conocí, por su espíritu innovador y por su afán para buscar la excelencia en sus productos. Terminaron de enamorarme su equipo y su lema: «Juntos llegaremos más lejos y seremos más fuertes». Es de admirar cómo logran hacernos partícipes en todo momento a todos aquellos profesionales y amantes de este mundo tan bello de las manicuras.

Esa marca es, sin duda, **HN Hits Nail** de Portugal.

HN (Hollywood Nails Internacional) nació en 2008 en Alemania como franquicia de una marca de lujo. Gracias a un gran trabajo y a su perseverancia, en el año 2014 se convirtió en la primera empresa multimarca de Portugal en el mercado de las uñas. En 2016 buscaron la sinergia en las fábricas para convertir a HN Portugal en una marca fuerte en todos sus productos: geles, acrílicos, colores, preparadores y todo lo necesario para ejercer esta profesión. Personas exigentes y trabajadoras, como son sus embajadores Cila y Bruno, se encargan de buscar de manera incansable y llevar el mejor producto posible al profesional.

En 2017, ya consolidados y con excelentes resultados, buscaron un nuevo desafío, el lanzamiento del Top Color, una nueva línea de productos de alta calidad que ahorrarán tiempo al profesional en cada aplicación. Con este paso, sumaron una victoria más en la creación de geles de última generación.

Combinan el desarrollo tan enorme a nivel de producto con la creación de una academia de gran prestigio, acreditada por DGERT (un certificado profesional reconocido tanto en Portugal como en el ámbito internacional), en donde forman a manicuristas con la misma dedicación y calidad de siempre, y de la que han salido grandes profesionales, hoy muy reconocidos en el mundo de las uñas.

Hn Hits Nails es un referente internacional en calidad de producto, capacitación y servicio. Su razón de ser es la de formar a profesionales en la excelencia, además de crear productos innovadores de la más alta calidad, que integran las últimas técnicas del mercado y evolucionan de forma constante y equilibrada, manteniendo calidad y buen precio. Destaca su afán por cuidar y crear proximidad con la clienta. La distribución está extendida por todo el mundo. Cuenta con más de 30 tiendas físicas y va aumentando. HN Hits Nails es una marca creada por profesionales para profesionales.

HN Hits Nails es mundialmente reconocido en el mundo de los campeonatos de uñas por contar con un gran equipo de competidores ganadores de múltiples premios y trofeos como el Team Trophy, que lo obtiene el equipo con la máxima puntuación. Entenderéis ahora mi decisión de contar y trabajar con esta marca, cuando soy tan amante de las competiciones, tan exigente con las buenas formaciones, y tan dependiente de los productos de calidad.

Gracias a HN Hit Nails por ofrecerme su confianza y por creer en mí.

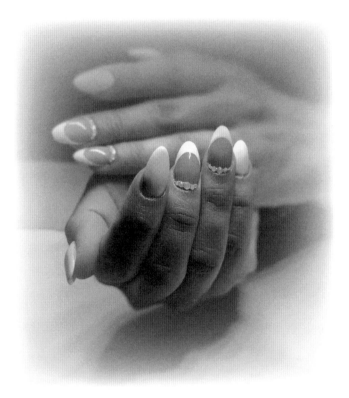

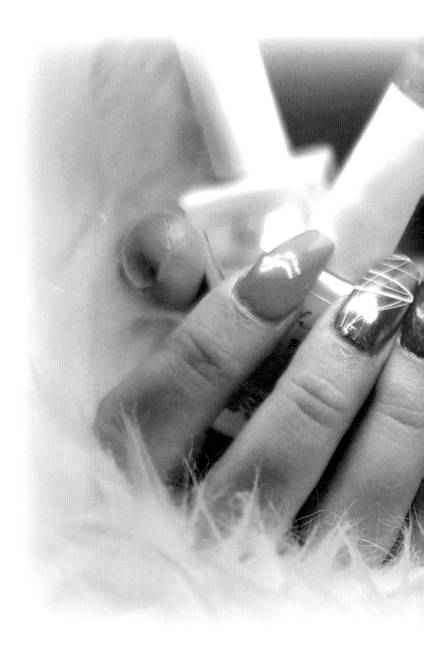

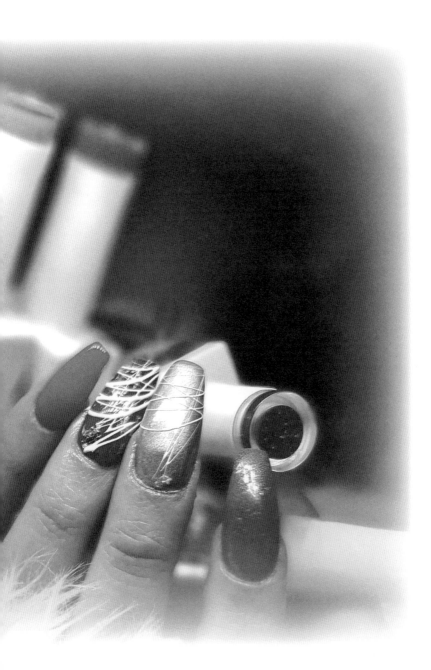

# Galería de imágenes

Todas estas imágenes os ayudarán a reconocer algunas de las anomalías que os podéis encontrar en vuestro trabajo. Así que vuestra labor será la de derivar a vuestra clienta al especialista adecuado si fuera necesario, en este caso a un médico podólogo o dermatólogo, donde tratarán su dolencia.

## Onicofagia

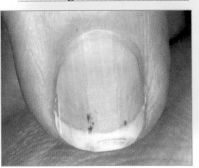
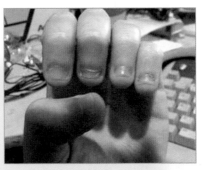

## Hemorragia en Astilla        Líneas de Beau

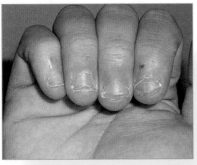
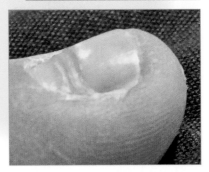

## Paroniquia

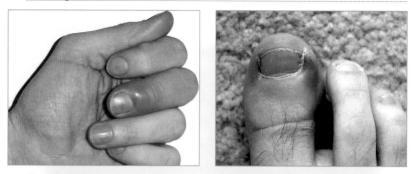

## Braquioniquia

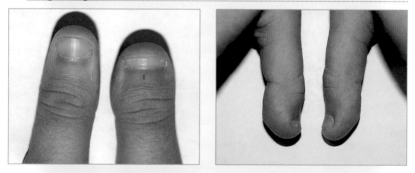

## Onicomicosis

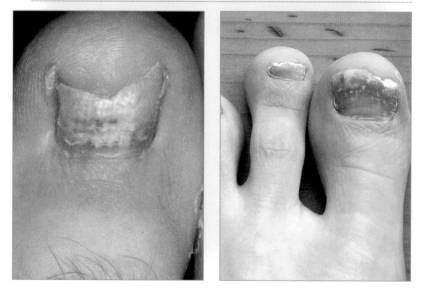

## Leuconiquia punteada

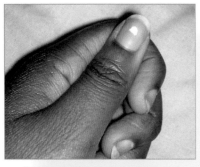

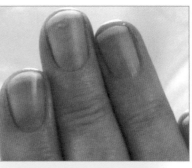

## Uña involuta o de teja

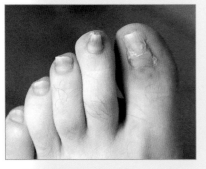

## Líneas de Muelhrcke

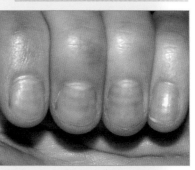

## Uña encarnada

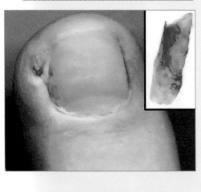

## Onicocriptosis

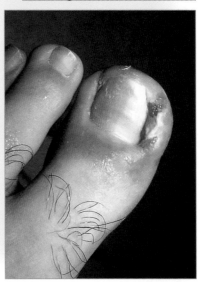

*Déficit de vitaminas*

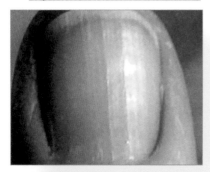

*Placa inexistente por trauma*

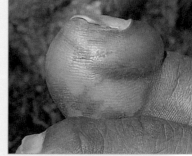

*Lesión por accidente*

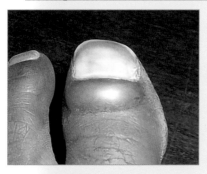

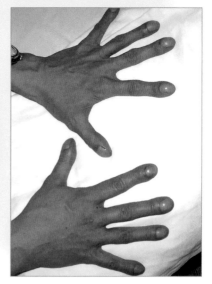

*Dedos palillos de tambor*

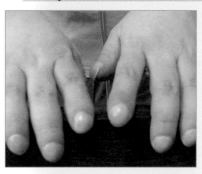

## Padrastro infectado

## Paroniquia curada

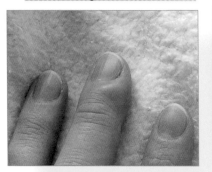

## Lecho ungueal inexistente por traumas

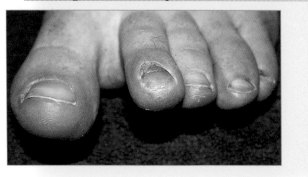